AF222099

Volker Allwicher

Welche Beratung brauchen pflegende Angehörige? Konzeption einer bedürfnisorientierten Angehörigenberatung aus pflegewissenschaftlicher Perspektive

Über den Autor:

Volker Allwicher, geboren 1972, studierte bis 2009 Pflegewissenschaft und Biologie an der Universität Bremen. Er ist seit 1993 in der Krankenpflege tätig. Seit seiner Ausbildung zum Intensivpflegefachmann in Luzern / Schweiz arbeitet er in der Intensivkrankenpflege.

Das vorliegende Buch ist im Rahmen seiner mit „sehr gut" bewerteten Diplomarbeit entstanden.

Titelfoto: Anke Rottwinkel

Dieses Buch ist meiner Mutter Elke Allwicher gewidmet

1

Inhalt

3

6

7

Abbildungsverzeichnis

„... Also betrifft das Überlegen die Dinge, die zumeist begegnen, die ungewiss sind, wie sie herauskommen, und bei denen unbestimmt ist, wie man handeln soll. Bei den großen Sachen nehmen wir Berater dazu, da wir uns selbst misstrauen und uns nicht für fähig halten, allein zu entscheiden..." **(Aristoteles, Eth. Nic. 1112b)**

1. Einleitung und Erkenntnisinteresse

Die Sozialversicherung hat sich in den „Allgemeinen Vorschriften" des SGB XI zum Ziel gesetzt, pflegebedürftige Personen im Sinne des Gesetzbuches bei der Führung eines möglichst selbstbestimmten und selbstständigen Lebens unter Wahrung kultureller, religiöser und geschlechterspezifischer Bedürfnisse zu unterstützen. Die Hilfen sind nach den Bestimmungen des Gesetzgebers so auszurichten, dass sie die geistigen, körperlichen und seelischen Kräfte der Betroffenen erhalten oder wiedergewinnen.

Der im Rahmen des Pflege-Weiterentwicklungsgesetzes eingefügte § 7a wird als neue Säule des Elften Sozialgesetzbuches und als wichtige Weiterentwicklung betrachtet, um die hohen formulierten Ansprüche an die pflegerische Versorgung zu erreichen. § 7a sieht für die Betroffenen ein Recht auf unabhängige, neutrale, umfassende und individuelle Beratung durch Pflegeberater vor, deren Anzahl so bemessen werden muss, damit eine umfassende und zeitnahe Wahrnehmung der Aufgaben sichergestellt ist (§ 7a SGB XI Abs. 3). Die Beratung, die unter anderem von professionell Pflegenden mit Zusatzqualifikation ausgeübt werden soll, sieht aus der Sicht des Gesetzgebers die Erfassung des Versorgungsbedarfes sowie die

9

Erstellung, Überwachung und bedarfsgerechte Modifizierung von Versorgungsplänen vor.

Die neu geschaffene Beratung nach § 7a SGB XI richtet sich nicht nur an die Pflegebedürftigen selber, sondern auch an die an der Pflege beteiligten Angehörigen. Pflegende Angehörige und ihre „bemerkenswert große und stabile Leistungsfähigkeit" (Schneekloth und Wahl 2005, S. 242) spielen bei der Versorgung von Pflegebedürftigen im häuslichen Bereich eine zentrale Rolle: so wurden 2005 68% und damit mehr als 2/3 (1,45 Mio.) der Pflegebedürftigen zuhause versorgt (Statistisches Bundesamt 2005). Aufgrund der demographischen Entwicklung ist auch in der häuslichen Umgebung mit einer deutlichen Zunahme an versorgungsbedürftigen und chronisch kranken, alten und hochaltrigen Menschen zu rechnen, deren Versorgung in der Mehrzahl durch die Unterstützung von informell Pflegenden sichergestellt wird. Das vom Gesetzgeber vorgegebene Motto „ambulant vor stationär", das den politischen Willen ausdrückt, Pflegebedürftige primär zuhause zu versorgen und den Eintritt in ein Pflegeheim zu vermeiden, wird v.a. durch zwei Argumente gestützt: zum einen wird von der Mehrheit der Pflegebedürftigen und ihrer Angehörigen ein möglichst langes Verbleiben in der vertrauten, häuslichen Umgebung gewünscht und angestrebt (Schneekloth 2005). Zum anderen zeigen viele Untersuchungen, dass die ambulante Pflege kostengünstiger als die Betreuung in stationären Einrichtungen ist.

Pflegende Angehörige leisten also eine wichtige Aufgabe mit großer gesellschaftlicher Bedeutung. Informelle Pflege bedarf jedoch eines guten Unterstützungssystems, um eine hohe pflegerische Qualität zu gewährleisten und das z.T. gravierende Belastungserleben und ihre Folgen abzumildern.

Die vorliegende Diplomarbeit sieht deswegen auf der Basis der bestehenden Literatur- und Forschungslage vor, aus pflegewissenschaftlicher Sicht notwendige Aspekte und konzeptuelle Ansätze zur Beratung von pflegenden Angehörigen und die sich daraus ergebenden notwendigen Kompetenzen von Pflegeberatern herauszuarbeiten und zu hinterfragen, inwieweit eine solche bestmögliche Beratung im Kontext von § 7a SGB XI umsetzbar ist. Die vorliegende Arbeit bezieht sich ausschließlich auf das häusliche Pflegesetting und auf die Pflege von Menschen des dritten und vierten Lebensalters.

In Kapitel 2 wird zunächst das Pflege-Weiterentwicklungsgesetz und der gesetzliche Rahmen nach SGB XI sowie die sozialpolitische Diskussion zu Beratung nach § 7a vorgestellt. Anschließend erfolgt die Formulierung der sich daraus ergebenden Forschungsfragen.

Kapitel 3 analysiert die Situation von pflegenden Angehörigen im häuslichen Setting und formuliert die sich daraus ergebenden Beratungsbedürfnisse der informell Pflegenden in Form von drei Beratungsdimensionen.

Kapitel 4 beschäftigt sich mit der Frage, welche Aspekte für die Konzeption einer Pflegeberatung berücksichtigt werden müssen und diskutiert den Nutzen bestehender theoretischer und methodischer Beratungsansätze.

Kapitel 5 formuliert ein Konzept zur Beratung von pflegenden Angehörigen von älteren und hochaltrigen Menschen im häuslichen Setting auf der Basis der vorangegangenen Überlegungen.

Kapitel 6 diskutiert die Frage, inwieweit die vorgelegte Beratungskonzeption für pflegende Angehörige im Kontext von § 7a möglich ist.

Die vorliegende Arbeit möchte mit der Beantwortung des formulierten Erkenntnisinteresses einen Beitrag zur Weiterentwicklung pflegerischer Beratung und zur Entwicklung einer starken, pflegerischen Perspektive in diesem wichtigen, gesundheitspolitischen Feld leisten. Dabei gilt es vor allem einmal mehr, das Spannungsfeld zwischen den Bedürfnissen der Betroffenen und dem Maßstab der Wirtschaftlichkeit aufzulösen. Oder wie es Ingrid Kollak in einem vergleichbaren Zusammenhang formuliert hat:

... Es wäre in dieser Situation fatal, wenn nicht die Pflege selbst ihren gesellschaftlichen Auftrag analysieren und gestalten würde. Damit würden wieder einmal nicht die Leistungsempfänger pflegerisch-therapeutischer Versorgung gefragt, sondern die Meinung der bisherigen Herren (Medizin) durch die der neuen (Ökonomie) ersetzt... " (Kollak 1999, Seite 32).

2. Die gesetzlichen Grundlagen und die sozialpolitische Diskussion der Pflegeberatung nach § 7 SGB XI

2. 1 Die Neuerungen der Pflegeversicherungen: das Gesetz zur Weiterentwicklung der Pflegeversicherung und die gesetzlichen Vorgaben der Pflegeberatung nach § 7

2.1.1 Einführung in die Pflegeversicherung und das Pflege-Weiterentwicklungsgesetz

1995 wurde die Pflegeversicherung als fünfte Säule der Sozialversicherungen eingeführt, um das (finanzielle) Risiko von Pflegebedürftigkeit abzusichern und die betroffenen Familien zu entlasten. Mit einer „neuen Kultur des Helfens" (vgl. § 8, Abs. 2 SGB XI, idF v. 26.5.1994) sollten die Bedingungen für Pflegebedürftige und ihre Helfer verbessert werden. Der Gesetzgeber vertrat schon bei der Einführung des Gesetzes die Maxime „ambulant vor stationär", nach der primär die Pflegebereitschaft von Angehörigen, Freunden und Nachbarn gefördert werden sollte (vgl. §3 SGB XI). Verbunden wird mit der Einführung der Pflegeversicherung auch die oft kritisierte Zementierung der rechtlichen und administrativen Trennung zwischen medizinischer Behandlung und Krankheit einerseits sowie Pflege und rehabilitativer Versorgung andererseits und einem daraus resultierenden Zustand der Intransparenz und Desintegration (Meyer 2006). Die Versicherung ist nicht als Vollkasko- Versicherung gedacht, sondern soll unterstützungsbedürftigen Personen und den pflegenden Angehörigen ein Teil der finanziellen Belastung abnehmen. Die Belastung pflegender Angehöriger soll durch verschiedene Leistungen gesenkt und

13

die Bereitschaft zur häuslichen Pflege verstärkt werden. Unter anderem wird im Elften Sozialgesetzbuch die Wahl gelassen zwischen Sachleistungen nach § 36, Geldleistungen für selbstorganisierte Pflegehilfen (§ 37) oder einer Kombination der beiden genannten Möglichkeiten. Dazu können Hilfen wie professionelle Pflege während der Abwesenheit des pflegenden Angehörigen (§ 9), pflegerische und technische Hilfsmittel (§ 40), Tages- und Nachtpflege (§ 41) sowie Kurzzeitpflege (§ 42) in Anspruch genommen werden.

Am 1. Juli dieses Jahres trat das „Gesetz zur strukturellen Weiterentwicklung der Pflegeversicherung" (Pflege-Weiterentwicklungsgesetz) in Kraft. Es sieht u.a. im Elften Sozialgesetzbuch eine Reihe von Veränderungen vor mit dem vom Gesetzgeber erklärten Ziel, die Pflegeversicherung mehr nach den Bedürfnissen der Menschen auszurichten, die Qualität der Pflege zu verbessern und die Transparenz zur Leistungsfähigkeit der Anbieter von pflegerischen Leistungen zu erhöhen. Zudem soll der bereits vorher in SGB XI enthaltene Grundsatz „ambulant vor stationär" weiter gestärkt werden (vgl. BMGS 2008a).

Einige wichtige Eckpunkte des Gesetzes, die an dieser Stelle nicht en detail ausgeführt werden sollen, sind die (flexiblere) Förderung von betreuten Wohnformen und Wohngemeinschaften, die vereinfachte Vertragsschließung zwischen Pflegekasse und Einzelpflegekräften, eine Anhebung und Dynamisierung der finanziellen Leistungen, die Einführung einer Pflegezeit für berufstätige, pflegende Angehörige, die Schaffung von finanziellen Anreizen zur aktivierenden Pflege und die verstärkte Nutzung, Einbindung und Förderung von bürgerschaftlich Engagierten. Um der aufwändigen Begleitung insbesondere von dementen Pflegebedürftigen gerechter zu werden, wird nach § 45a die Inanspruchnahme von Leistungen für Personen ermöglicht, die aufgrund einer eingeschränkten Alltagskompetenz einen hohen Betreuungsaufwand aufweisen. Der Gesetzgeber

14

reagiert mit dieser Regelung auf die sozialpolitische Forderung, Demente entsprechend ihrer Bedürfnisse besser zu versorgen und sie, wie von Freter formuliert, vom „Rande der neuen Pflegekultur" zu holen (Braun, Schmidt 1997).

Damit werden in den gesetzlichen Neuerungen auch einschließlich einer ausgeweiteten Pflegeberatung (s. 2.1.2) vom Grundsatz her einige Empfehlungen umgesetzt, die auch vom „Runden Tisch Pflege" 2005 eingefordert worden sind.

2.1.2 Das Recht auf Pflegeberatung nach § 7a SGB XI

Eine der zentralen Neuerungen im SGB XI ist die Einfügung des Paragraphen 7a in das Elfte Sozialgesetzbuch.

Sie sieht ein Recht auf individuelle Beratung und Hilfestellung durch PflegeberaterInnen vor bei der Auswahl und Inanspruchnahme von Sozialleistungen und Hilfsangeboten, die in Zusammenhang mit einem Pflege-, Versorgungs- oder Betreuungsbedarf stehen. Anspruch auf die Beratung haben Personen, die Leistungen nach SGB XI beziehen oder einen entsprechenden Antrag gestellt und „…erkennbar einen Hilfe- und Beratungsbedarf…" (§ 7a Abs. 1) haben.

Die Aufgabe der PflegeberaterInnen besteht nach § 7a darin,

- den Hilfebedarf unter Berücksichtigung der Feststellungen der Begutachtung durch den Medizinischen Dienst der Krankenversicherung systematisch zu erfassen und zu analysieren,

- einen individuellen Versorgungsplan mit den im Einzelfall erforderlichen Sozialleistungen und gesundheitsfördernden, präventiven, kurativen, rehabilitativen oder sonstigen medizinischen sowie pflegerischen und

15

sozialen Hilfen zu erstellen im Einvernehmen mit dem Hilfesuchenden und allen an der Pflege, Versorgung und Betreuung Beteiligten,

- auf die für die Durchführung des Versorgungsplans erforderlichen Maßnahmen einschließlich deren Genehmigung durch den jeweiligen Leistungsträger hinzuwirken,

- die Durchführung des Versorgungsplans zu überwachen und erforderlichenfalls einer veränderten Bedarfslage anzupassen sowie in besonders komplexen Fällen den Hilfeprozess auszuwerten und zu dokumentieren.

Das BMGS spricht im Zusammenhang mit der Erstellung eines individuellen Versorgungsplans von „Fallmanagement" (Bundesministerium für Gesundheit und Soziales 2008b), ohne den Begriff jedoch im Gesetz näher zu definieren. Die sozialpolitische (s. Kapitel 2.1.3) und fachliche (Ritschel et al. 2008) Auseinandersetzung mit dem Gesetz zeigt jedoch die weit verbreitete Ansicht, dass der Gesetzgeber ein echtes „Case Management" (ebd.) meint. Auch die Empfehlungen der GKV-Spitzenverbände zur Qualifikation von Pflegeberatern sehen ein ganzes Unterrichtsmodul zur Einweisung in die theoretischen und praktischen Grundlagen von Case Management vor (Spitzenverband Bund der Pflegekassen 2008).

Um eine flächendeckende und wohnortnahe Beratung zu sichern, sieht das Pflege-Weiterentwicklungsgesetz im ebenfalls neu eingefügten Paragraphen 92c die von den Bundesländern zu bestimmende Einrichtung von Pflegestützpunkten vor, in denen die Pflegeberatung nach § 7a angeboten werden soll. Auf Wunsch kann die Beratung aber auch in der häuslichen Umgebung oder in der Pflegeeinrichtung des

Anspruchsberechtigten und unter Einbeziehung von Lebensgefährten und Angehörigen erfolgen. Als Ergänzung zu § 7a schreibt § 92c zusätzlich eine umfassende und unabhängige Auskunft und Beratung zu den im Sozialgesetzbuch formulierten Rechten und Pflichten und zur Auswahl und Inanspruchnahme der bundes- oder landesrechtlich vorgesehenen Sozialleistungen und sonstigen Hilfsangebote vor. Darüber hinaus soll der Beratungsstelle die Aufgabe zukommen, die sozialen, medizinischen und pflegerischen Hilfs- und Unterstützungsangebote zu koordinieren und zu vernetzen und bei ihrer Inanspruchnahme zu helfen. Das Gesetz bezieht dabei wie schon in § 7a neben den kurativen auch gesundheitsfördernde, präventive und rehabilitative Maßnahmen mit ein.

§ 7 und § 92c schreiben eine neutrale und unabhängige Beratung vor, ohne diese beiden Begriffe genauer zu definieren. Auf Anfrage beim Gesundheitsministerium für Gesundheit wird in einer schriftlichen Stellungnahme zur Definition und Herleitung der Begriffe „Neutralität" und „Unabhängigkeit" auf verschiedene Gesetzesabschnitte verwiesen:

1. § 14 SGB I: danach hat jeder Anspruch auf seine Rechte und Pflichten nach dem SGB

2. hat nach einer Entscheidung des Bundessozialgerichts die Beratung umfassend und individuell zu sein (Entscheidung vom 29. Januar 1981, Az. 12 RK 19/80); flankiert wird diese Pflicht durch den sozialrechtlichen Herstellungsanspruch, der bei fehlerhaften Auskünften darauf gerichtet ist, zu gewährleisten, dass den Berechtigten die Leistungen zukommen, auf die sie einen gesetzlichen Anspruch haben

3. wird auf § 20 Abs. 2 SGB X hingewiesen, wonach alle für den Einzelfall bedeutsamen Umstände zu berücksichtigen sind, auch die für die Beteiligten günstigen Umstände. Nach Ansicht des Gesundheitsministeriums sorgt dies mit dafür, dass die Pflegeberatung nicht einseitig interessengebunden, sondern neutral durchgeführt wird und die Interessen der Betroffenen gewahrt werden.

4. heißt es in der Begründung zu § 7Abs. 4 Halbsatz 2 SGB XI, der mit dem Pflege-Qualitätssicherungsgesetz zum 01.01.2002 eingeführt worden ist (BR-Drucksache 731/00, Seite 45): „Das Neutralitätsgebot stellt sicher, dass die Pflegekassen sich nur an solchen Angeboten beteiligen können, deren Unabhängigkeit, insbesondere von Anbietern von Pflegeleistungen, gewährleistet ist."

5. heißt es in der Gesetzesbegründung zum mit dem Gesundheitsreformgesetz 2000 eingeführten § 65b SGB V (BT-Drucksache 14/1245, S. 67): „… Mit der verpflichtend im Rahmen von Modellvorhaben vorgesehenen Förderung von Einrichtungen zur Verbraucher- und Patientenberatung sollen solche Organisationen gestärkt werden, die dem Neutralitätsanspruch gerecht werden…". Damit hat der Spitzenverband der Krankenkassen in diesem Sinne bei der Entscheidung über die Vergabe von Fördermitteln die Neutralität und Unabhängigkeit der Einrichtungen zu prüfen. Das Gesundheitsministerium stellt jedoch in seiner Stellungnahme klar, dass der Gesetzgeber auch im Zusammenhang mit der Förderung von Einrichtungen zur Verbraucher- und Patientenberatung nach § 65 SGB V eine Definition der Begriffe Neutralität und Unabhängigkeit nicht vorgesehen hat. Maßgeblich für das Verständnis der Termini sei zudem neben der eigentlichen Bedeutung immer auch der Kontext, in dem die Wörter verwendet werden.

Kostenträger der Pflegeberatung sind die Pflegekassen, die zudem auch die Einrichtung der Pflegestützpunkte übernehmen und (bereits veröffentlichte)

18

Empfehlungen zur Anzahl und Qualifikation der PflegeberaterInnen (Spitzenverband Bund der Pflegekassen 2008) erarbeiten sollen. Explizit vorgesehen für die Tätigkeit der Pflegeberatung sind die Berufsgruppen der Sozialarbeiter, der Sozialversicherungsfachangestellten und der Pflegefachkräfte nach Erwerb der noch zu definierenden Zusatzqualifikation.

Bis zum 30. Juni 2011 muss nach dem Willen des Gesetzgebers von den Pflegekassen unter wissenschaftlicher Begleitung ein Erfahrungsbericht zur Pflegeberatung erstellt werden (§ 7a, Abs.7).

2.2 Die sozialpolitische Diskussion zur Pflegeberatung nach § 7a SGB XI und der Einführung von Pflegestützpunkten

Das deutsche Recht sieht im Prozess des Bundesgesetzgebungsverfahrens ein sogenanntes Hearing vor, bei dem Experten vor den Fachausschuss des Bundestages geladen werden, um den Gesetzentwurf zu kommentieren und Empfehlungen zu formulieren. Im Fall des Pflege-Weiterentwicklungsgesetzes wurden Fachleute von Wohlfahrts- und Berufsverbänden, Selbsthilfegruppen und Wissenschaftler sowie Gutachter angehört.

Bei der Auswertung der schriftlichen Stellungnahmen kristallisierten sich einige Aspekte heraus, die für die gestellten Forschungsfragen und eine Diskussion der Pflegeberatung nach § 7a bedeutsam sind und deswegen im Folgenden zusammenfassend dargestellt werden (Deutscher Bundestag 2008).

2.2.1 Umfassende, neutrale und unabhängige Beratung unter Federführung der Pflegekassen- ein Widerspruch?

Die Stellungnahmen[1] zeigen, dass eine umfassende und die Bedürfnisse der Pflegebedürftigen und ihres sozialen Umfeldes berücksichtigende Beratung im Allgemeinen befürwortet und als wichtig erachtet wird.

Selbsthilfeorganisationen wie die AGF (Deutscher Bundestag 2008) und die Aktion psychisch Kranke e.V. (ebd.) erachten beispielsweise eine Erweiterung des bestehenden Beratungssystems für notwendig, um angesichts des komplexen Hilfebedarfs eine Überforderung der Pflegebedürftigen und der pflegenden Angehörigen zu vermeiden. Die BAG Selbsthilfe begrüßt dabei insbesondere die vorgesehene Erstellung von individuellen Versorgungsplänen, da diese nach ihrer Ansicht pflegewissenschaftlichen Empfehlungen entsprechen. Der Bvb unabhängiger Pflegesachverständiger argumentiert, dass ein umfassenderes Beratungs- und Versorgungsnetzwerk durch Optimierung der Pflege zu Einsparungen führen könnte (ebd.).

Gleichzeitig wird allerdings deutlich, dass die unmittelbare Zuständigkeit der Pflegekassen für die Qualifizierung und Bereitstellung der Pflegeberater sowie die Einrichtung von Pflegestützpunkten auf breite Ablehnung stößt. Dabei wird insbesondere in Frage gestellt, ob die Beratungspersonen, die von den Kostenträgern (also den Pflegekassen) angestellt werden, eine Beratung gewährleisten können, die ausschließlich den Interessen und Bedürfnissen der zu Beratenden verpflichtet ist.

---

[1] Der Übersicht halber werden die im Verlauf des Kapitels zitierten Anhörungsparteien in ihrer Kurzform benannt. Ein Abkürzungsverzeichnis findet sich auf S. 136.

So befürchten z.B. der Paritätische Wohlfahrtsverband, der Bundesverband Verbraucherzentrale und die BAG Selbsthilfe, dass das Beratungsergebnis eher kosten- als betroffenengünstig orientiert sein könnte (ebd.). Andere Organisationen kritisieren, dass Pflegeberater als Angestellte der Pflegekassen in Interessenskonflikte geraten könnten, wenn beispielsweise Pflegebedürftige und ihre Angehörige gegen einen negativen Leistungsbescheid der Pflegekassen vorgehen wollen und dafür Unterstützung brauchen. Weiteres Konfliktpotential und ein möglicher Bruch im Vertrauensverhältnis werden unter anderem vom ABVP (ebd.) befürchtet, wenn Pflegeberater nach § 7a auch für die Beratung nach § 37 SGB XI eingesetzt werden sollten, da eine Ablehnung der Beratung für die Pflegebedürftigen zu Leistungskürzungen führe und der Beratungsbesuch nicht nur beratenden, sondern auch kontrollierenden Charakter habe. Das diakonische Werk der EKD kritisiert in seiner Stellungnahme zu diesem Punkt, dass die Pflegekassen sich und ihr aufgestelltes Hilfsprogramm damit quasi selber kontrollieren würden und formuliert ironisch, das sie sich somit das für die Beratung nach § 37 vorgesehene Beratungshonorar wohl selber überweisen müssten (ebd.). Die Vermutung in Bezug auf eine Verquickung von Beratung nach § 7a und § 37 SGB XI wird bestätigt durch die Qualifikationsempfehlungen der Pflegekassen für Pflegeberater, zumal in Modul 2 der Weiterbildungsempfehlungen auch Beratungseinsätze nach § 37 geschult werden sollen (Spitzenverband Bund der Pflegekassen 2008).

Als weiterer Kritikpunkt sehen der Paritätische Wohlfahrtsverband und die Caritas den Sozialdatenschutz durch die weitreichende Datenerhebungsbefugnis im Rahmen der Pflegeberatung als gefährdet an (Deutscher Bundestag 2008).

Bpa, BAGSO und die BAG FW sowie die Aktion psychisch Kranke formulieren etwas allgemeiner, dass Beratung und Leistungsentscheidung nicht in einer Hand liegen dürfe (ebd.).

21

Die hier dargestellten Ausführungen zeigen stellvertretend für viele weitere Stellungnahmen, dass der große Einfluss der Pflegekassen auf die Beratung nach § 7a als bedenklich angesehen wird. Die daraus resultierenden Forderungen fallen in ihrer Formulierung unterschiedlich aus, fast immer jedoch werden, in wechselnder Kombination, die auch im Gesetz formulierten Begriffe der Neutralität und Unabhängigkeit verwendet. Der DBfK lehnt beispielsweise den Paragraphen in seiner jetzigen Form aufgrund fehlender Unabhängigkeit und mangelnder Abgrenzung zur Leistungsbewilligung ab. Andere Organisationen wie die DAlzG und die BAG FW fordern die Sicherstellung von Neutralität und Unabhängigkeit. Der DEVAP und der Sozialverband Deutschland wiederum sprechen lediglich von der Notwendigkeit, die Unabhängigkeit der Beratung zu sichern. Dagegen stellt der ABVP speziell die Neutralität der geplanten Pflegeberatung in Frage. Eine konkrete Definition der Termini Unabhängigkeit und Neutralität ist in den Erklärungen nicht zu finden (ebd.).

Insbesondere Anhörungsparteien, die selber Pflegeberatung anbieten, sehen im Aufbau der Pflegestützpunkte durch die Pflegekassen die Gefahr einer Wettbewerbsverzerrung oder eines Beratungsmonopols, so wie es beispielsweise der Bvb der Pflegesachverständigen und der DBfK formulieren. Der Bvb Behinderte befürchtet, dass mit der neuen Gesetzgebung für den Pflegebedürftigen nur die Wahl gegen oder für Beratung der Pflegekassen bliebe. Der DBVA verweist in diesem Zusammenhang auf bereits gemachte Negativerfahrungen aus der Vergangenheit. Viele Anhörungsparteien wie die BIVA oder der DAlzG fordern deswegen einen freien Wettbewerb der Beratung als Mittel zu Sicherstellung der Qualität und die freie Wahl für den Beratungsbedürftigen ohne feste Zuordnung eines Beraters. Auch zur Vermeidung von Doppelstrukturen empfehlen Organisationen wie die Caritas, die BAG Selbsthilfe, die BAG FW, der BdB oder der Bvb ambulante Dienste die

Nutzung bestehender Strukturen und verweisen dabei zugleich auf die eigenen Beratungseinrichtungen (ebd.).

Der Deutsche Pflegerat hält hingegen eine Unabhängigkeit der Beratung nicht nur von Kostenträgern, sondern auch von Leistungserbringern für notwendig, um einen Einfluss wirtschaftlicher Interessen auf die Beratung zu verhindern (ebd.).

2.2.2 Analyse der Anhörung auf Elemente einer bedürfnisorientierten Pflegeberatung

Die bisherigen Ausführungen insbesondere in Bezug auf die geforderte Abkopplung der Pflegeberatung von den Pflegekassen und die wie auch immer geartete Forderung nach Neutralität und Unabhängigkeit machen den Wunsch nach einer dem Pflegebedürftigen und dessen Vertrauenspersonen zugewandten Beratung deutlich, in der die Interessen und Bedürfnisse der zu Beratenden im Mittelpunkt stehen.

Es stellt sich aber damit noch immer die Frage, welche konzeptionellen und inhaltlichen Aspekte berücksichtigt werden müssen, um eine entsprechende Beratung sicherzustellen.

Ein wichtiger Faktor scheint nach Meinung einiger Anhörungsparteien die Sicherstellung eines frühen und aktiven Zugangs zu potentiellen Beratungsbedürftigen zu sein. Um dies zu erreichen, wird in den Erklärungen wiederholt eine „zugehende Beratung" gefordert und als wichtig erachtet, um eine Überforderung von pflegenden Laien und eine Zunahme der Pflegebedürftigkeit zu vermeiden. Die BAG FW fordert unter anderem zur Gesunderhaltung der Pflegebedürftigen die Erweiterung der Beratung auch für Personen, die unter dem erforderlichen Maß für eine Einstufung in eine Pflegestufe liegen, da der

Beratungsbedarf sehr hoch sei (Deutscher Bundestag 2008). Der DBfK sieht die Aufgabe des Pflegeberaters auch in der eines Interessenvertreters und eines „Lotsen", der koordinierend durch das System führt. Die zu benennenden Hilfeleistungen sollen nach Ansicht des Verbandes auf die individuelle Situation unter Berücksichtigung familiärer Aspekte zusammengestellt werden. Der DHPV fordert, dass in § 7a neben den genannten gesundheitsfördernden, präventiven, kurativen und rehabilitativen Aspekten auch explizit eine Beratung über die Palliativstrukturen vor Ort Eingang in die Beratung finden müsse. Dabei sei die Einbeziehung der Familie und des sozialen Umfelds zu berücksichtigen (ebd.).

Zur Sicherstellung einer die Betroffenen wirklich entlastenden und umfassenden Beratung „aus einer Hand" halten einige Anhörungsparteien wie die BVLH und das Diakonische Werk die Zusammenlegung von Pflegeberatungseinrichtungen mit anderen sozialen Beratungsstellen (nach SGB V, IX und XII) für sinnvoll. Dies wird begründet mit der Tatsache, dass viele Leistungsempfänger des Elften Sozialgesetzbuches auch Anspruch auf Hilfen haben, die in anderen Sozialgesetzbüchern formuliert werden. Während die BVLH kritisiert, dass Pflegekassen wohl kaum über fremde Sozialleistungen befinden können, hält die Diakonie deswegen die „neutrale Anbindung" von Pflegeberatern für notwendig (ebd.).

Case Management als Instrument der Beratung findet weitestgehend positive Resonanz. Die Caritas hält Pflegestützpunkte gerade wegen „…einer Erweiterung der Pflegeberatung zu einem echten Case Management…" für eine Innovation. Das DRK und der DBfK sehen in der Anstellung von freiberuflichen Fallmanagern eine Chance, die geforderte Unabhängigkeit der Beratung zu gewährleisten. Aber ist Case Management gleich Case Management? Während das DRK Fallmanagement wegen seines Anerkennungsgrades und eines existierenden „klaren

24

Anforderungsprofils" für den richtigen Weg hält, weist der DGGG darauf hin, dass die Arbeit mit Case Management inhaltlich noch gefüllt und klarer umrissen werden müsse. So sei eine sektorenübergreifende Fallbearbeitung notwendig, in der nicht nur sozialleistungsrechtliche und pflegerische, sondern auch andere Aspekte, die an dieser Stelle allerdings nicht näher erläutert werden, ihre Berücksichtigung finden müssten (ebd.).

2.2.3 Die Qualifizierung des Pflegeberaters

Die Frage nach der geeigneten Berufsgruppe für das Aufgabenfeld Pflegeberatung wird in den Stellungnahmen des Hearings sehr unterschiedlich beantwortet. Während der Pflege nahe stehende Organisationen wie der DBfK und der DPR den eigenen Berufsstand präferieren und zusätzliche Qualifikationen wie Familiengesundheitspflege und die Ausbildung zum Case Manager als sinnvoll erachten, halten die Bundesärztekammer und verschiedene Selbsthilfegruppen wie die BALZG und die BAG Selbsthilfe Sozialarbeiter aufgrund ihrer Erfahrungen auch und gerade in sozialen Fragen für die bessere Wahl (Deutscher Bundestag 2008). Auffällig ist, dass die dritte im Gesetz vorgesehene Berufsgruppe der Sozialversicherungsfachangestellten kaum Rückhalt findet und Berufs- und verbandsübergreifend eher abgelehnt wird. Der ABVP begründet dies mit mangelnden medizinischen Kenntnissen, während die Diakonie ganz allgemein von einer nicht ausreichenden Qualifikation der genannten Berufsgruppe spricht. Insbesondere ärztliche Organisationen bevorzugen in ihren Ausführungen gänzlich andere Wege. Übereinstimmend wünschen sich die Bundesärztekammer, die BfB und der Hausärzteverband eine Stärkung der Hausärzterolle in seiner Funktion als Koordinator so, wie es auch nach § 73b SGB V in der Krankenversicherung vorgesehen ist. Der Hausärzteverband hält dabei zumindest die enge Kooperation

25

mit den Hausärzten und eine genauere Abstimmung mit anderen Schnittstellen wie dem Entlassungsmanagement für wichtig. Zudem verweist der Verband auf ein gemeinsam mit dem VMF erstelltes Qualifizierungskonzept, das den Medizinischen Fachangestellten[2] eine „…funktionell äquivalente Position wie die besonders qualifizierten Krankenpflegekräfte…" (vgl. Seite 3 der Stellungnahme des Hausärzteverbandes) zuweisen soll (ebd.).

2.3 Kritische Würdigung des Pflege-Weiterentwicklungsgesetzes

Das Pflege-Weiterentwicklungsgesetz enthält eine Reihe von Neuerungen, die die Unterstützung der Pflegebedürftigen mit Sach- und Geldleistungen verbessert und insbesondere die besonderen Bedürfnisse von Demenzkranken, wie lange gefordert, immerhin besser berücksichtigt. Zudem gibt es eine Reihe von Angeboten wie die neu geschaffene Pflegezeit (vgl. Kapitel 2.1.1), die die Entlastung von pflegenden Angehörigen fördert. Damit werden Instrumente zur Unterstützung der informell Pflegenden geschaffen, die auch aus pflegewissenschaftlicher Sicht zu begrüßen sind. Die ebenfalls neu geschaffene Pflegeberatung nach § 7a SGB XI ist, wie die sozialpolitische Diskussion deutlich gemacht, grundsätzlich betrachtet ein begrüßenswertes Instrument, um Pflegebedürftige und ihre pflegenden Angehörigen besser und „aus einer Hand" zu unterstützen und damit insbesondere auch die häusliche Pflege zu fördern. Ein verstärktes Angebot an pflegerischer Beratung wird

---

[2] **Arzthelfer** tragen seit 1. August 2006 die offizielle Berufsbezeichnung *Medizinischer Fachangestellter* und arbeiten in Arztpraxen zur Unterstützung der Ärzte. Aber auch in Zahn- und Tierarztpraxen unterstützen medizinische Fachangestellte die Ärzte und sorgen für einen reibungslosen Praxisbetrieb.

auch von Pflegewissenschaftlern wie Schaeffer (2006) seit längerem gefordert. Allerdings müssen einige Aspekte des Paragraphen kritisch hinterfragt werden:

So ist die Beratung zwar kostenlos, allerdings sind nur Personen, die Leistungen nach SGB XI beziehen oder neu beantragen, anspruchsberechtigt. Damit fallen pflegende Angehörige und Hilfebedürftige raus, die trotz einer „Pflegestufe 0" trotzdem pflegerische Beratung und Unterstützung brauchen. Angesichts des Auftrages des Gesetzgebers, präventive und rehabilitative Aspekte in die Beratung zu integrieren, stellt sich hier die Frage, inwieweit nicht eine gute Möglichkeit verspielt wird, mittels Beratung fortschreitende Pflegebedürftigkeit bei Personen mit Pflegestufe 0 zumindest zu verzögern und die Belastung der Pflegenden frühzeitig zu verringern.

Bei der Formulierung in § 7a Abs. 1, dass „Einvernehmen" bei der Erstellung eines Versorgungsplans „anzustreben ist", stellt sich die Frage, ob dieser auch gegen die Zustimmung des Pflegebedürftigen und seiner Angehörigen in Kraft treten kann und welchen Stellenwert letztlich das Ziel hat, eine einvernehmliche Lösung zu finden: ist Einvernehmen unabdingbar oder hat der Pflegeexperte das letzte Wort? Diese Frage steht dabei auch in einem engen Zusammenhang mit der im Gesetzestext nicht eindeutig beantworteten Entscheidung, welchem Menschenbild das zu erarbeitende Beratungskonzept folgen soll: geht man von einem mündigen oder autonomen zu Beratendem aus, oder eher von einem Berater, der für den zu Beratenden die Entscheidung treffen soll? Da die Beantwortung dieser Frage elementar für die Konzeption von Beratung ist, erweist es sich als notwendig, eine pflegewissenschaftliche Position zu erarbeiten.

Die in Kapitel 2.2 ausgeführte Kritik und die breite Ablehnung an der zentralen Rolle der Pflegekassen bei der Finanzierung und Qualifizierung der Pflegeberater

27

und die dabei zu erwartenden Kollisionen von gegensätzlichen Interessen sind sehr ernst zu nehmen. Es kann nicht ausgeschlossen werden, dass die Konzeption der Beratung und die Schulung der Berater auf wirtschaftliche Interessen der Kostenträger ausgerichtet wird und weniger auf die Bedürfnisse der zu beratenden Pflegebedürftigen und ihrer Angehörigen. Umso wichtiger erscheint es, als alternativen Entwurf konzeptuelle Aspekte für eine umfassende Beratung von Pflegebedürftigen und pflegenden Angehörigen aus pflegerischer Perspektive zu benennen und dabei die Situation und Beratungsbedürfnisse (unter Berücksichtigung der Pflegebedürftigen mit der „Pflegestufe 0" und ihrer pflegenden Angehörigen) pflegewissenschaftlich aufzuarbeiten. Stichworte aus den Stellungnahmen wie die Forderung nach Einbeziehung des familiären und sozialen Umfelds oder die Gestaltung einer „zugehenden Beratung" sind wichtig, müssen aber vertieft und mit Leben gefüllt werden.

Darüber hinaus scheint es ebenfalls notwendig zu sein, die sowohl im Gesetz als auch in der sozialpolitischen Diskussion unscharf verwendeten Begriffe der Neutralität und Unabhängigkeit zu präzisieren. In der Stellungnahme des Gesundheitsministeriums zu den Begriffen Unabhängigkeit und Neutralität (vgl. Kapitel 2.1.2) wird zwar primär davon ausgegangen, dass Einrichtungen von Pflegeberatung unabhängig von Interessen der Leistungsanbieter sein müssen. Die sozialpolitische Diskussion macht jedoch deutlich, dass auch die finanzielle Abhängigkeit des Beraters von den Pflegekassen und damit vom Kostenträger der Sozialleistungen nach SGB XI sowie die potentielle Doppelrolle als Leistungsbewilliger und Berater sehr problematisch sind. Bestätigt wird diese Annahme durch eine Umfrage im Rahmen des Pilotprojektes „Pflegestützpunkt Jena", bei der 20% der Ratsuchenden angaben, sich nicht ausreichend und

28

umfassend von ihren Kranken- und Pflegekassen informiert zu fühlen (Ritschel et al. 2008).

Die kontroverse Diskussion um die geeignete Berufsgruppe und die Frage nach einer ausreichenden und zielgerichteten Qualifizierung der Pflegeberater zeigen, dass die Gestaltung entstehender Berufsbilder im Rahmen neuer gesellschaftlicher Bedarfe immer auch verbunden sind mit berufsständischen Kämpfen um marktstrategische Vorteile bei der Entstehung von neuen gesellschaftlichen Bedarfen (Voges 2002). Welche der im Gesetz genannten Berufsgruppen, die für die Pflegeberatung zuständig sein sollen, letztlich am besten für die Beratungsaufgaben geeignet sind, oder inwieweit je nach Kompetenzschwerpunkt der einzelnen Professionen eine Aufteilung der Beratungsinhalte sinnvoll erscheint, bleibt zunächst unklar.

2.4 Zusammenfassung und Forschungsfragen

Wie die vorhergehenden Abschnitte gezeigt haben, ergänzt das Pflege-Weiterentwicklungsgesetz die seit 1995 bestehende Pflegeversicherung durch einige Neuerung, die nach Aussage des Gesetzgebers vor allem zum Ziel haben, die pflegerische Versorgung durch Verbesserung der Geld- und Sachleistungen zu verbessern und pflegende Angehörige als entscheidende Größe in der häuslichen Pflege zu entlasten. Die Maßnahmen sollen dabei vor allem das Prinzip „ambulant vor stationär" stärken. Als eine der großen Neuerungen der Pflegeversicherung kann die Einführung des § 7a gelten, die das Recht auf individuelle Beratung und Hilfestellung durch PflegeberaterInnen bei der Auswahl und Inanspruchnahme von Sozialleistungen und Hilfsangeboten vorsieht. Der Gesetzgeber hat mit der Einfügung der Paragraphen 7a und 92c im SGB XI den Willen deutlich gemacht, mit der Implementation eines flächendeckenden Netzes von Pflegeberatern und

29

Pflegestützpunkten eine neue Unterstützungssäule zu schaffen, die „…Sorgen und Fragen von Hilfe- und Pflegebedürftigen sowie deren Angehörigen annehmen, über das vorhandene Leistungsangebot beraten und die Betroffenen persönlich begleiten…" soll (Bundesministerium für Gesundheit und Soziales 2008c).

Die Beratung soll zusammengefasst betrachtet

- umfassend, neutral und unabhängig gestaltet werden,

- rehabilitative, präventive, gesundheitsfördernde, medizinische, pflegerische, soziale   und kurative Aspekte mit berücksichtigen

- die erforderlichen Sozialleistungen in den Hilfeplan mit integrieren

- den Hilfeplan an neue Situationen anpassen und

- als Ziel die Erstellung eines Versorgungsplanes haben, bei dem das Einvernehmen mit allen beteiligten Parteien anzustreben ist

Unbefriedigend aus pflegewissenschaftlicher Sicht erscheint, dass die Gewährleistung der ebenfalls vom Gesetzgeber formulierten Unabhängigkeit und Neutralität der Beratung dadurch gefährdet scheint, dass die Pflegeversicherungen als Kostenträger sowohl für die Finanzierung der Pflegeberater als auch für deren Qualifizierung und die Konzeption der Beratung zuständig ist. Dadurch entsteht der Eindruck, dass das Ziel einer Orientierung der Beratung an den Bedürfnissen der Klientel nicht grundsätzlich sichergestellt ist.

Aus den genannten Aspekten ergibt sich die Notwendigkeit, eine pflegewissenschaftliche Position zur Konzeption von Pflegeberatung, wie sie in §7a SGB XI vorgesehen ist, zu erarbeiten. Aufgrund des formulierten Ziels „ambulant vor stationär" und der zentralen Bedeutung, die informell Pflegende für das häusliche Pflegesetting haben, wird der Fokus dieser Arbeit auf der Beratung von pflegenden Angehörigen liegen. Es stellt sich die Frage, wie pflegende Angehörige aus pflegewissenschaftlicher Sicht bestmöglich durch Beratung unterstützt werden können und welche Kompetenzen die Pflegeberater benötigen, um eine umfassende, bedürfnisorientierte Beratung zu ermöglichen.

Drei Forschungsfragen sollen in der vorliegenden Arbeit auf der Basis des aktuellen Literatur- und Forschungsstandes beantwortet werden:

1. Welche besonderen Beratungsbedürfnisse lassen sich aus der Analyse der Zielgruppe „pflegende Angehörige" aus pflegewissenschaftlicher Perspektive ableiten?

2. Welche Aspekte und konzeptuellen Ansätze müssen in die Beratung mit einbezogen werden, um pflegende Angehörige bestmöglich zu informieren und zu unterstützen und das Ziel einer hohen Pflegequalität mit zu sichern?

3. Welche Kompetenzen benötigen Pflegeberater für die Durchführung einer entsprechenden Pflegeberatung und inwieweit sind Pflegende für diese Aufgabe (besonders) geeignet?

Zur Beantwortung der ersten Frage ist es zunächst (in Kapitel 3) notwendig, die Situation der pflegenden Angehörigen zu analysieren und hieraus die entsprechenden Beratungsbedürfnisse abzuleiten.

In Anlehnung an die Beantwortung der ersten Forschungsfrage wird Kapitel 4 den Interaktionsprozess im Rahmen der Pflegeberatung beleuchten, bestehende Beratungskonzepte und Beratungsdefinitionen vorstellen und ihren Nutzen für die

Beratung von pflegenden Angehörigen analysieren. Dabei gilt es auch die aufgeworfene Frage zu erarbeiten, inwieweit Beratung neutral respektive unabhängig sein muss und wie diese Begriffe definiert werden können.

Kapitel 5 schließlich fasst die Erkenntnisse in einem Konzept zur Beratung von pflegenden Angehörigen zusammen und diskutiert abschließend die dritte Forschungsfrage.

3. Die Situation pflegender Angehöriger im häuslichen Pflegearrangement

Das Ziel dieses Kapitels besteht darin, die Situation informell Pflegender auf der Basis der vorhandenen Literatur und Datenlage zu beschreiben und in Bezug auf die resultierenden Beratungsbedürfnisse von pflegenden Angehörigen auszuwerten.

Dies zu ermöglichen, macht zunächst in Kapitel 3.1 die Erarbeitung zweier Arbeitsbegriffe notwendig: Zum einen muss geklärt werden, wie der Terminus „Pflegebedürftigkeit" in der Literatur beschrieben und angewendet wird. Zum anderen bedarf es einer exakten Eingrenzung und Definition des Begriffes „pflegende Angehörige".

Das Kapitel 3.2 fasst die Zahlen- und Datenlage zum Ausmaß und Inhalt von Pflegebedürftigkeit (in Deutschland) zusammen und beschreibt die wichtigsten Hintergründe zum Personenkreis der pflegenden Angehörigen. Dabei soll vor allem geklärt werden, wer in welcher Form die häusliche Pflege übernimmt und welche Motive bei der Entscheidung, die informelle Pflege im häuslichen Setting zu übernehmen, eine Rolle spielen.

Kapitel 3.3 beschäftigt sich mit der Frage, welche Auswirkungen das häusliche Pflegearrangement auf die „Caregiver" und das soziale Umfeld haben.

Kapitel 3.4 analysiert, inwieweit Angehörige Hilfe- und Beratungsangebote nutzen und welche Barrieren aus ihrer Sicht die Inanspruchnahme erschweren.

Kapitel 3.5 schließlich beantwortet mithilfe der zuvor analysierten Angehörigen-Situation die Frage, welche Inhalte aus pflegewissenschaftlicher Perspektive für eine umfassende Beratung von pflegenden Angehörigen im häuslichen Setting resultieren.

3.1 Einführung und Definition der Begriffe „Pflegebedürftigkeit" und „pflegende Angehörige"

3.1.1 Definition von Pflegebedürftigkeit

°**Definition nach SGB XI:** Der Begriff der Pflegebedürftigkeit wird in der Literatur äußerst unterschiedlich interpretiert und definiert und damit letztlich auch verschieden instrumentalisiert. Zentral in seiner Bedeutung insbesondere bei der Gewährung von Leistungen aus der Pflegeversicherung ist die Definition nach § 14 des Elften Sozialgesetzbuches, nach dem Pflegebedürftigkeit bei Personen vorliegt, „…die wegen einer geistigen, körperlichen oder seelischen Krankheit oder Behinderung für die gewöhnlichen und regelmäßig wiederkehrenden Verrichtungen im Ablauf des täglichen Lebens auf Dauer, voraussichtlich für mindestens sechs Monate, in erheblichem oder höherem Maße … der Hilfe bedürfen." Mit eingeschlossen sind im Gesetz auch pflegebedürftige Kinder, die einen zusätzlichen Betreuungsbedarf haben, welches über das gleichaltriger Kinder hinausgeht. Betrachtet werden soll in dieser Arbeit jedoch nur die Pflege von alten und hochaltrigen Menschen ab dem 60. Lebensjahr. Die Klärung des Begriffs Pflegebedürftigkeit in § 14 SGB XI wird ergänzt durch die Einführung von Pflegestufen in § 15 SGB XI, in der eine Zunahme des Pflegebedarfes mit einer höheren Pflegestufe und damit auch einer höheren Geld- und / oder Sachleistung verbunden ist. Zur Einstufung in die unterste Pflegestufe I muss der Pflegebedürftige „bei der Körperpflege, der Ernährung oder der Mobilität für wenigstens zwei Verrichtungen aus einem oder mehreren Bereichen mindestens einmal täglich der

Hilfe bedürfen und zusätzlich mehrfach in der Woche Hilfen bei der hauswirtschaftlichen Versorgung benötigen." Der Zeitaufwand, den der Pflegende benötigt, muss durchschnittlich bei mindestens 90 Minuten pro Tag liegen, wobei auf die Grundpflege mehr als 45 Minuten entfallen müssen.

°**Pflegerische Definitionen:** Die Definition von Pflegebedürftigkeit nach dem Sozialgesetzbuch wird insbesondere von Selbsthilfegruppen, Pflegeverbänden und von pflegewissenschaftlicher Seite aus verschiedenen Gründen kritisiert: zum einen merken Autoren wie z.B. Friesacher (2008) an, dass damit die Betreuung von Pflegebedürftigen auf einen handwerklich-technischem Tätigkeitsablauf mit immer gleichem, kalkulierbarem Zeitbedarf reduziert wird. Der gemessene Bedarf orientiert sich dabei ausschließlich an körperlichen Hilfen wie Anziehen, Waschen und Mobilisation, während individuelle Bedürfnisse, die durch den im Rahmen der Entwicklung der Pflegeversicherung anfangs vorgesehenen Bereich „Kommunikation" wohl mehr Berücksichtigung erfahren hätten, keine Rolle spielen (ebd.). Die zu geringe Berücksichtigung der Betreuungsbedarfe insbesondere von Dementen, die schwerpunktmäßig eben oft nicht, wie zur Einstufung in Pflegestufen notwendig, bei der Grundpflege liegt, soll im Pflege-Weiterentwicklungsgesetz durch den Paragraphen 45a ausgeglichen werden. Der Paragraph sieht vor, dass Leistungen für Personen in Anspruch genommen werden können, die aufgrund einer niedrigen Alltagskompetenz einen hohen Betreuungsaufwand benötigen (vgl. Kapitel 2.1.1). Bartholomeyczik und Halek (2004) ergänzen im Rahmen ihres Versuches, den Pflegebedürftigkeitsbegriff zur Erstellung eines Assessment-Instrumentes zu operationalisieren, dass neben der Unselbständigkeit in der sozialen Teilhabe und der Kommunikation auch mangelhafte Krankheitsbewältigung und andere Krankheitsauswirkungen wie Schmerzen und Angst ihre Berücksichtigung finden müssten. Auch präventive, pflegerische Verrichtungen zur Vermeidung von

Folgekrankheiten werden von den Autorinnen vermisst. Die im Elften Sozialgesetzbuch abgebildete Formel „Rehabilitation vor Pflege" scheint in diesem Zusammenhang eher kontraproduktiv zu sein, da Pflegebedürftigkeit als unumkehrbarer Zustand, als Endstation interpretiert wird und nicht unbedingt als Chance zur Wiedererlangung von verschütteten Ressourcen (Friesacher 2008). Schneekloth und Wahl merken in ihrer Studie zu den Möglichkeiten und Grenzen selbständiger Lebensführung (2008) an, dass nicht immer alle Möglichkeiten zur Verbesserung der Situation im Sinne rehabilitativer Pflege und Interventionen ausgeschöpft werden, bemängeln aber zugleich das Fehlen von Studien zur Effektivität von Rehabilitationsmaßnahmen. Beim Versuch einer klaren Bestimmung des Begriffes „Pflegebedürftigkeit" merkt Bartholomeyczik kritisch an, dass es der Pflege noch nicht gelungen sei, der Fachwelt einen allgemein verbindlichen „Terminus technicus" anzubieten, mit dem sich theoretische Ansprüche und Praxisansätze zusammenführen lassen. Viele Definitionen seien, so Bartholomeyczik, gefüllt mit „hochfliegenden, theoretischen Ansprüchen", die der Pflege eine kaum auszufüllende Omnipräsenz zuwiesen, während andere eher pragmatische Interpretationen mehr oder weniger große Mängel zeigten (Bartholomeyczik und Halek 2004). Zudem ist zu vermuten, dass pflegewissenschaftliche Ansätze als „große Lösungen" auch aus Kostengründen bisher keine Berücksichtigung auf politischer Ebene fanden (Friesacher 2008).

Äußerst bedeutsam erscheint die Erkenntnis, dass Hilfe- und Pflegebedarf nicht als direkte Folge von aufgetretenen Grunderkrankungen wie Schlaganfall oder Demenz verstanden werden kann, sondern „als Ausdruck der durch diese Grunderkrankungen ausgelösten Alltagsfolgen" (Schneekloth, Wahl 2008). Das Alltagserleben ist also somit nicht nur von der medizinischen Diagnose, sondern auch von (beeinflussbaren) intra- und extraindividuellen Faktoren wie dem sozialen Umfeld, den individuellen Copingstrategien und nicht zuletzt auch von den pflegenden Angehörigen abhängig. Dieser Aspekt findet in den letzten Jahren sowohl auf politischer Ebene als auch bei der Erforschung von Pflegebedürftigkeit zunehmende Beachtung. So interessieren sich Forscher nicht mehr nur für die Pflegebedürftigkeit an sich, sondern vor allem für die Erfassung von Ressourcen in der Person und in der Umwelt, durch deren Nutzung „im Extremfall" Pflegebedürftigkeit gar keine Pflegebedürftigkeit mehr ist, „...weil genügend Ressourcen im Sinne einer Kompensation und von Selbsthilfepotenzialen vorhanden sind" (ebd., S.14). Bei der Erfassung von Pflegebedürftigkeit müssen damit also letztlich drei Faktoren berücksichtigt werden:

1. Dauerhafte und medizinisch schwer beeinflussbare Fähigkeitseinbußen

2. Pflegediagnosen (Art und Ausmaß der Hilfe- und Pflegebedürftigkeit)

3. Art und Ausmaß von Ressourcenaktivierung (extra- und intraindividuell) und Ressourcensystemen und von rehabilitierender Pflege sowie die Möglichkeiten, die Stabilität und die Grenzen des persönlichen Hilfe- und Unterstützungssystems.

Darüber hinaus besteht die Notwendigkeit, die Erfahrung der Hilfe- und Pflegebedürftigkeit eben nicht nur als Deckung eines manuell-technischen Hilfebedarfes zu sehen, sondern auch als krisenhaftes Ereignis, in dem Routinemuster der bisherigen Lebensbewältigung nicht mehr greifen und der Verlust der Selbständigkeit verarbeitet werden muss. Die gemachten Erfahrungen bedürfen psychischer Bewältigungsressourcen, bei denen sowohl die Betroffenen als auch das Hilfe- und Unterstützungssystem wie Familie, Freunde und im Besonderen die pflegenden Angehörigen oft bis an ihre Grenzen gehen müssen (ebd.).

°**Operationalisierung:** Zur Operationalisierung von Pflegebedürftigkeit, stehen diverse Assessmentinstrumente zur Verfügung, die zumeist auf den Modellen von Katz et al. (Independence in Activities of Daily Living, ADL) und Barthel (Barthelindex) sowie die auf Person-Umwelt-Beziehungen konzentrierten IADL (Instrumentelle Aktivitäten des täglichen Lebens) von Lawton und Brody aus den 1960er basieren. Kritisiert wird an den Instrumenten, dass keine Rückschlüsse auf die Ursachen und Bedingungen von Beeinträchtigungen bei der Bewältigung des täglichen Lebens ermöglicht werden und auch soziale und ökologische Faktoren weitestgehend ausgeblendet bleiben (Friesacher 2008).

°**Fazit:** Zusammengefasst lässt sich feststellen, dass der Terminus der Pflegebedürftigkeit weder auf politischer noch auf pflegewissenschaftlicher Ebene zufriedenstellend definiert ist. Der in der Pflegeversicherung benutzte Begriff der Pflegebedürftigkeit hat eine zentrale Bedeutung, weil er die Grundlage für die Entscheidung bildet, welche Personengruppe durch Sach- oder Geldleistungen unterstützt wird. Der wissenschaftliche Diskurs zeigt jedoch, dass der Eintritt von Pflegebedürftigkeit ein wesentlich komplexeres und krisenhaftes Ereignis darstellt, in dem sowohl Fragen der innerpsychischen Bewältigung der veränderten Lebenssituation als auch bedeutsame Auswirkungen auf das soziale Umfeld eine große Rolle spielen, welche das Erleben von Pflegebedürftigkeit entscheidend beeinflussen. Eine Überarbeitung des genutzten Begriffes Pflegebedürftigkeit scheint von daher in Zukunft notwendig, um den Bedürfnissen der zu Pflegenden gerechter zu werden und damit auch dem Grundsatz „ambulant vor stationär" besser entsprechen zu können. Geplant ist von politischer Seite, bis zum Ende des Jahres 2008 eine Neuauslegung des Begriffes vorzustellen, welche in einem momentan laufenden Prozess durch eine Expertengruppe ausgearbeitet wird. Dabei wird wohl die Hauptarbeit darin bestehen, einen Konsens zu finden zwischen den Polen der Bedürfnisorientierung und den engen, ökonomischen Grenzen des sozialen Systems.

3.1.2 Definition des Begriffes „Pflegende Angehörige"

Lamura und Mitarbeiter definieren „Caregivers" (CG) als Personen, die sich selber PflegerInnen nennen und unbezahlt einen älteren Menschen (in diesem Fall älter als 65 Jahre) zuhause oder in einer Senioreneinrichtung unterstützen oder die Pflege eines älteren Menschen durch andere Anbieter organisieren (Lamura et al. 2006). Auch im stationären Bereich, in dem „Care Recipients" (CR) primär durch professionelle Kräfte versorgt werden, ebenso von „pflegenden" Angehörigen zu sprechen, erscheint mehr als berechtigt, da diese sehr oft intensiv in den pflegerischen Ablauf mit einbezogen werden bzw. sich selbst aktiv mit einbeziehen und z.B. durch Schuldgefühle und die Sorge, ob der pflegebedürftige Angehörige auch wirklich gut untergebracht ist, nicht selten eine andere, aber durchaus ähnlich intensive Belastung erleben (Seidl, Labenbacher 2007). Das Ziel der vorliegenden Arbeit liegt jedoch darin, die Situation von pflegenden Angehörigen im häuslichen Setting zu untersuchen und Rückschlüsse auf die Beratungsbedürfnisse dieser Personengruppe zu ziehen. Die besondere Situation von pflegenden Angehörigen bei der Betreuung von stationär versorgten Pflegebedürftigen wird deswegen im weiteren Verlauf keine Berücksichtigung finden.

Meyer (2006) macht deutlich, dass zu den informell pflegenden Angehörigen nicht mehr ausschließlich die nächsten Familienmitglieder oder der erweiterte Familienkreis, sondern ebenso Bekannte, Nachbarn, Freunde und andere Personen zu zählen sind. Dabei besteht allerdings oft schon seit langen Jahren ein besonderes Vertrauensverhältnis zu den außerfamiliären Caregivers. Wird zudem von pflegenden Angehörigen gesprochen, dann zeigt sich in den meisten häuslichen

39

Pflegearrangements, dass es eine Hauptpflegeperson gibt, die überwiegend oder alleine verantwortlich die Pflege durchführt (vgl. Kapitel 3.2.2).

Wie das vorherige Kapitel aufgezeigt hat, entwickelt sich die Bewältigung der häuslichen Pflegesituation nicht selten zu einer äußerst komplexen Herausforderung nicht nur für den Pflegebedürftigen selber, sondern auch für das ihn umgebende Helfernetz. Modelle zur Belastung von pflegenden Angehörigen zeigen, dass die pflegerischen Leistungen somit auch potentielle Stressoren darstellen, die die Gesundheit und das Wohlbefinden der Caregivers beeinflussen (Schneekloth, Wahl 2005). Dabei können die Belastungen individuell sehr unterschiedlich empfunden werden und die Auswirkungen ähnlich wie bei der Pflegebedürftigkeit in einem sehr engen Zusammenhang stehen mit den intra- und extraindividuellen Ressourcen und Bewältigungsstrategien der informell Pflegenden (ebd.).

Das Belastungserleben pflegender Angehöriger stellt somit einen sehr bedeutsamen Faktor bei der Beurteilung des häuslichen Pflegesettings und bei der Konzeptionierung einer bedürfnisorientierten Angehörigenberatung dar und wird deswegen noch einmal vertieft in Kapitel 3.3 diskutiert.

3.2 Wer pflegt wen? Zahlen und Daten zu Pflegebedürftigkeit in Deutschland und der häuslichen Versorgung der Pflegeempfänger

3.2.1 Die Pflegebedürftigen

Das Statistische Bundesamt kommt im Dezember 2005 ohne Berücksichtigung von „Hilfebedürftigen" auf 2,13 Mio. Pflegebedürftige im Sinne des SGB XI (vgl. Kapitel 3.1.1), von denen 82% über 65 Jahre und 33% 85 Jahre und älter waren und der Anteil der Frauen mit 68% am höchsten ist. 68% und damit mehr als zwei Drittel

(1,45 Millionen) der Pflegebedürftigen wurden zuhause versorgt (Statistisches Bundesamt 2005). Die Sichtung der Literatur zeigt deutlich, dass die Zahl der zu versorgenden Hilfe- und Pflegebedürftigen, die in privaten Haushalten leben, während der letzten 10-20 Jahre kontinuierlich zugenommen hat. Wurden im Jahr 1991 in der Studie MuG I noch etwas mehr als 1,1 Mio. Pflegebedürftige und weitere 2,1 Mio. sonstige Hilfebedürftige[3] bzw. im Jahr 1994 ca. 1,2 Mio. Pflegebedürftige registriert, so waren es Ende 2002 schon knapp 1,4 Mio. Pflegebedürftige und weitere etwa 3 Mio. sonstige Hilfebedürftige (Schneekloth, Wahl 2005). Gepflegt werden auch im häuslichen Bereich alle Schweregrade in Bezug auf Pflegebedürftigkeit. Die Zahlen zeigen, dass neben den Pflegebedürftigen auch der Kreis der Hilfebedürftigen ohne Pflegestufe einer besonderen Aufmerksamkeit bedarf. Schneekloth und Wahl fordern deswegen auch einen Ausbau der Hilfsangebote im haushälterischen Bereich und stellen gleichzeitig fest, dass eine klare Abgrenzung der beiden Begriffe oft schwierig und der Übergang von der Hilfe- zur Pflegebedürftigkeit oft schleichend sei. Von den häuslich versorgten Pflegebedürftigen erhielten 980000 Menschen Pflegegeld und 472000 Kombinations- und Sachleistungen[4](Statistisches Bundesamt 2005), wobei Befragungen zeigen, dass auch in der „Sachleistungsgruppe" eine hohe Unterstützungsintensität durch pflegende Angehörige und private Netze besteht

---

[3] wenn im weiteren Verlauf der Arbeit von Hilfebedürftigen die Rede ist, dann sind damit analog zur Definition in den Studien MuG I und MuG III Personen mit Einschränkungen bei den alltäglichen Verrichtungen ohne Pflegebedarf im Sinne des SGB XI gemeint.

[4] mit Sachleistung ist im SGB XI die Versorgung durch einen professionellen Pflegedienst gemeint.

(BMFSFJ 2008). Nach Heinemann-Knoch und Mitarbeiter in der MuG III-Studie (2005) werden Geldleistungen vermutlich oftmals aus finanziellen Überlegungen bzw. Notwendigkeiten heraus präferiert, während Kombinations- oder Sachleistungen eher bei zunehmender Belastung und mit steigender Pflegestufe gewählt werden. Immer wieder kommt es aber auch vor, dass bestimmte Pflegearrangements durch mangelhafte Beratung und Unwissen über andere Leistungsmöglichkeiten gewählt worden sind. Insgesamt gesehen zeigt sich aber statistisch betrachtet ein Trend hin zur „professionellen Pflege": so ist die Anzahl der stationär versorgten Pflegebedürftigen seit 1999 um 18% und seit 2003 um 5,7% (36000) und die durch ambulante Dienste Betreuten um 13,5% (1999) bzw. 4,8% (2003) gestiegen, während der Anteil der reinen Pflegegeldempfänger um 4,6% (1999) respektive 0,6% (2003) abnahm (Statistisches Bundesamt 2005). Unstrittig ist in der Forschung, dass ein signifikanter Zusammenhang besteht zwischen dem Alter und dem Pflegebedarf: während in der Altersgruppe der 55 bis 65-Jährigen gerade einmal 0,9% Pflegebedarf im Sinne des SGB XI aufweisen (und 3,7% Hilfebedarf), sind unter den 65-79-Jährigen schon ca. 4% in Privathaushalten pflegebedürftig und weitere 11% hilfebedürftig ohne Erreichen der Leistungsschwelle des Elften Sozialgesetzbuches. Ein weiterer deutlicher Anstieg ist ab dem 80. Lebensjahr zu verzeichnen, welche in der Literatur häufig als viertes Lebensalter bezeichnet wird. Hier beziehen bereits 14% der Männer und 22% der Frauen Leistungen aus der Pflegeversicherung, 21% der Männer und 29% der Frauen sind zudem hauswirtschaftlich hilfebedürftig. Der Anteil der pflegebedürftigen 90-95-Jährigen betrug 61% (Schneekloth, Wahl 2008; Statistisches Bundesamt 2005). Unterschiede in Bezug auf die Geschlechter lassen sich dabei vor allem durch die unterschiedliche Lebenserwartung erklären: nach Angaben des Statistischen Bundesamtes von 2004 haben Männer eine durchschnittliche Lebenserwartung von 75,4 und Frauen von 81,2 Jahren.

Trotz Anstieg der Absolutzahlen hat sich die Prävalenz von Pflege- und Hilfebedürftigkeit und damit ihr relativer Anteil an den jeweiligen Altersgruppen im bereits genannten Zeitraum nicht wesentlich geändert (Schneekloth, Wahl 2005). Die absolut betrachtet höhere Zahl an Pflege- und Hilfebedürftigen ist damit also eindeutig auf die demographische Entwicklung und den steigenden Anteil von alten und hochaltrigen Menschen zurückzuführen.

Zur grundsätzlichen Differenzierung der zugrunde liegenden Ursachen für Pflegebedürftigkeit unterteilt Bujissen (1996) in drei Gruppen hilfebedürftiger Menschen:

1. behinderte Menschen

2. chronisch kranke Menschen

3. Menschen mit akuten, heilbaren Krankheiten.

Da Pflegebedürftigkeit im Sinne des SGB XI von einem Unterstützungsbedarf von mindestens 6 Monaten ausgeht und die Rehabilitation und Teilhabe von behinderten Menschen in SGB IX geregelt ist, spielen in der genannten Unterteilung vor allem die Pflege und die Besonderheiten von chronisch kranken Menschen eine besondere Rolle (vgl. Kapitel 3.2.1.1). Bujissen gibt jedoch zu bedenken, dass eine klare Unterteilung zwischen chronischer Krankheit und Behinderung durch Überschneidungen oft schwierig sei. Als wesentlicher Unterscheidungspunkt kann die Tatsache betrachtet werden, dass sich chronisch Kranke mit Krankheitsschüben und wechselhaften, instabilen Situationen zu kämpfen haben, während Behinderungen eher mit einer stetigen Lage gleichzusetzen ist. Gemeinsam aber haben Behinderung und chronische Krankheiten, dass nicht kurative, sondern Präventionsmaßnahmen und Hilfen zum Leben im Vordergrund stehen (Behrens

2002). Da die Betreuung und Behandlung von chronisch Kranken besondere Anforderungen stellt, welche letztlich auch für die Beratung der betroffenen Angehörigen bedeutsam erscheinen, werden die wichtigsten Aspekte gesondert in Kapitel 3.2.1.1 dargestellt.

°**Risikofaktoren:** Schneekloth und Wahl (2005) zeigen in ihrer Literaturauswertung, dass insbesondere zwei Hauptursachenbündel zu einem deutlichen Risikoanstieg für Pflegebedürftigkeit führen: zum einen die Beeinträchtigung der Mobilität und allgemeinen Beweglichkeit und zum anderen kognitive Einschränkungen wie Demenz, welche ebenfalls einen wichtigen Prädiktor für die Inanspruchnahme von professioneller Hilfe darstellen. Dazu kommen der ebenfalls herausragend bedeutsame Bereich der körperlichen Krankheiten wie Herz-Kreislauf-Erkrankungen, Diabetes und Schlaganfall sowie Risikofaktoren wie Depression, Ko-Morbidität, ein zu kleiner oder zu hoher Body-Mass-Index, ein niedriges, soziales Kontaktniveau, geringe körperliche Aktivität, Rauchen und Sehbeeinträchtigung sowie eine für Pflegebedürftigkeit ungünstige und barrierehafte Wohnumwelt (ebd.).

°**Familienformen:** In Bezug auf die Familienformen zeigt sich eine deutliche Zunahme von allein lebenden Pflege- und Hilfebedürftigen: waren es zu Beginn der 1990er Jahre noch 20%, so lebten 2002 bereits 29% alleine, bei Hinzuzählen der Pflegebedürftigen, die betreutes Wohnen in Anspruch nehmen, sogar 31%. Der Anstieg wird erklärt durch die Einführung der Pflegeversicherung und die damit verbesserte Chance zum Alleine leben. 27% der Hilfe- und Pflegebedürftigen leben mit ihrem Partner in einer Wohnung, ca. 25% bei den erwachsenen Kindern und 11% als Alleinstehende in Mehrpersonenhaushalten. Auch der Wohnort spielt bei der Wahl der Wohnform eine Rolle: während in Ballungsräumen im Vergleich mehr

44

Single-Haushalte zu finden sind, wohnen in ländlichen Umgebungen vergleichsweise viele Pflegebedürftige bei ihren Kindern (ebd.).

Wie bereits oben erwähnt, spielen kognitive Beeinträchtigungen[5] im Allgemeinen und die Zunahme von demenziell Erkrankten im Besonderen bei der Entstehung von Pflegebedürftigkeit eine zentrale Rolle. Auch die steigende Zahl dieser Krankheitsform ist durch den Anstieg von Hochaltrigen in unserer Gesellschaft zu erklären. 2004 wurde die Zahl der Demenzkranken bei den über 65-Jährigen auf ca. 1 Mio. taxiert, davon wurden 600000 zuhause betreut (Schäufele et al. 2005). Es wird allerdings geschätzt, dass nur etwa 49% aller bestehenden Demenzerkrankungen in Deutschland von ärztlicher Seite diagnostisch abgeklärt wurden. Gutzmann und Zank gingen 2005 davon aus, dass der Anteil von Patienten mit fortgeschrittenen Demenzformen in Deutschland bei den 60 bis 64-Jährigen bei etwas unter 1% liegt und sich dann nach jeweils etwa 5 Altersjahren verdoppelt. Unabhängig vom Grad der Demenz liegt, so die Autoren, bei fast einem Viertel der 85- bis 89-Jährigen eine Demenz vor, bei den über 90-Jährigen ist schon ein Drittel betroffen. Die Prävalenz der über 65-Jährigen beträgt 7,2%. Der besondere Pflegebedarf kommt zum einen durch die für Demente typischen Einschränkungen wie Störungen des Gedächtnisses, des Denkvermögens (Urteilsverlust, Verlust der Abstraktionsfähigkeit), der Alltagskompetenz (Verlust der Blasen- und Mastdarmkontrolle, Orientierungsstörungen etc.) und der Informationsverarbeitung (Aphasien, Apraxien und Agnosien) zustande. Häufig noch belastender für das Umfeld und die Pflegenden sind nichtkognitive Beeinträchtigungen wie die affektiven Störungen (je nach Demenzform bilden bis zu 80% der Betroffenen eine

---

[5] nach Aussagen in MuG III sind 48% aller häuslichen Pflegebedürftigen kognitiv eingeschränkt und 24% bei den Hilfebedürftigen.

Depression aus) und Persönlichkeitsstörungen oder herausforderndes Verhalten in Form von Wesensveränderungen, Weglauftendenzen, extremer Unruhe, Apathie, Angst, Wahnvorstellungen, Enthemmung und aggressivem, feindseligem Verhalten. Demenzielle Veränderungen führen dazu, dass die Betroffenen im Vergleich zu nichtdementen Pflegebedürftigen schon bei leichter Demenz und dann zunehmend bis zu schweren Krankheitsverläufen deutlich schwerer in Bezug auf ADL und besonders auf IADL eingeschränkt sind. So können nur 12% der schwer und 30% der mittelschwer Demenzkranken laut Befragung der Hauptpflegepersonen mehrere Stunden alleine gelassen werden, während dies bei immerhin 60% der leicht und 84% der nicht dementen ProbandInnen möglich war in Abhängigkeit von Multimorbidität und Alter (ebd.). Schäufele und Mitarbeiter zeigen zudem, dass bei einem großen Teil der Demenzkranken auch typische körperliche Krankheiten und Einschränkungen wie Schwerhörigkeit oder Taubheit, Sehbeeinträchtigung bis Blindheit und eingeschränkte Mobilität oder Bettlägerigkeit den Pflegebedarf noch zusätzlich erhöhen. Die daraus resultierenden Belastungen für pflegende Angehörige sind aufgrund der speziellen Einschränkungen enorm und bedürfen deswegen ebenfalls einer gesonderten Betrachtung (vgl. Kapitel 3.3).

°**Pflege von Migranten:** Eine ebenso besondere zukünftige Herausforderung stellt die „kultursensible" (Schneekloth, Wahl 2008) Pflege von älteren Migranten dar. Lag 1995 der Ausländer-Anteil der Gesamtbevölkerung in der Altersgruppe ab 60 Jahren noch bei 2,5%, so wird bis 2010 ein kontinuierlicher Anstieg auf 6,4% erwartet. Damit stellt diese Personengruppe, in der ein leichter Männerüberschuss von 53,3% vorherrscht, die voraussichtlich am stärksten wachsende Gruppe in der BRD dar (Raven, Huismann 2000). Vor allem Türken, Italiener, Jugoslawen, Griechen und Spanier sind unter den alternden Migranten zu finden, von denen ca. 60% planen, ihren Lebensabend in Deutschland zu verbringen. Die Probleme bei der

46

Versorgung (auch insbesondere ausländischer Demenzkranker) ergeben sich durch den häufig niedrigen wirtschaftlichen Status, die oft unzureichende Sprachkompetenz und die fehlende Inanspruchnahme von professioneller Hilfe, deren Gründe wohl vor allem in Sprachbarrieren, Scham, Unkenntnis und Scheu vor Kontakt mit öffentlichen Instanzen wie Ämtern etc. liegen.

3.2.1.1 „Bedingt krank und bedingt gesund" - Besonderheiten in der Betreuung von chronisch Kranken und ihrem sozialen Netz

Nach Badura sind chronische Erkrankungen „… *Krankheiten, die zu dauerhaften, psychischen, somatischen Problemen führen"(in Hüper, Hellige 2007, S. 54).*

Chronische Krankheiten haben in den industrialisierten Ländern seit einigen Jahrzenten und im Zuge der steigenden Lebenserwartung sowie der besseren Behandlung von Akutkrankheiten (Meyer et al. 2002) eine zunehmende Bedeutung und vergrößern unter den vorzeitigen Todesfällen wie auch unter den nicht zum Tode führenden Krankheiten ihren Anteil (Schaeffer 2006). Aktuell liegt der Anteil der chronisch Kranken an der Gesamtheit der Krankenversicherten bei 20%, gleichzeitig verursacht dieser kleine Teil der Krankenversicherten mit 80% den Löwenanteil der Kosten im Gesundheitswesen (Schaeffer 2004). Das Charakteristische für chronische Krankheiten wie Diabetes mellitus, die koronare Herzkrankheit oder Morbus Parkinson ist ein sich langsam entwickelnder oder lang andauernder Verlauf und die symptomatische Behandlung aufgrund fehlender kausaler Therapiemöglichkeiten. Chronizität ist zudem verbunden mit immer wiederkehrenden, akuten Krankheitsschüben (z.B. Multiple Sklerose), die zu erwarten, aber nicht direkt vorauszusagen sind (Behrens 2002). Corbin und Strauss, die seit der Veröffentlichung ihrer Arbeit „Chronic Illness and the quality of life" von 1975 eine große Bedeutung in der Pflege von chronisch Kranken haben, entwickelten auf der Basis jahrzehntelanger Forschungsarbeiten eine Pflege- und Krankheitsverlaufskurve, die sehr anschaulich die möglichen Phasen einer chronischen Krankheit und die großen Veränderungen und Schwankungen im Verlauf darstellen (Corbin und Strauss 1998; Corbin 1994). Die individuell verlaufenden Abschnitte wie der Beginn des Verlaufes, stabile Phase, instabile Phase, akute Phase, Krisenphase, Normalisierung, Abwärtsphase und Sterbephase beinhalten jeweils eigene, zentrale Aspekte, die jeweils zu entsprechenden Handlungszielen führen. Erschwerend kommt hinzu, dass mit zunehmendem Alter und bei langjährigem Verlauf oft weitere chronische Erkrankungen dazu kommen, die manchmal nur schwer zu kontrollieren sind, da sie sich auch gegenseitig beeinflussen (Hüper, Hellige 2007). Dabei entstehen parallele Krankheitsverlaufskurven. Eine chronische Krankheit kann Menschen in allen Lebensphasen betreffen, vergleichsweise häufig betroffen sind allerdings ältere Menschen. Die schwankenden Beeinträchtigungen über lange Zeitspannen hinweg und die unveränderbaren, oft zunehmenden Beeinträchtigungen führen mit der Zeit zu einem wachsenden und wechselnden Unterstützungs- und Versorgungsbedarf, der nach Schaeffer (2006) vor allem an nicht-medizinische Gesundheitsprofessionen herangetragen wird. Der Leidensweg beginnt bereits mit der Diagnostik und setzt sich fort mit der Suche nach geeigneten Behandlungswegen, welche oft schon eine Odyssee durch die Instanzen bedeutet und langjähriges Experimentieren beinhaltet (Höhmann 2002). Die Betroffenen müssen sich dann langzeitlichen und besonders im Rahmen akuter Schübe intensivierten Behandlungen aussetzen und leiden dabei unter anderem auch an den Nebenwirkungen, welche im Extremfall aufgrund der geringen Lebensqualität zu einem Abbruch der Therapie führen können. Die Auswirkungen sind aber nicht nur körperlicher Natur. Die chronisch Kranken erfahren auch Auswirkungen auf ihre Identität und Einschränkungen in alltäglichen Lebensaktivitäten. Die Krankheit macht es somit notwendig, diverse Einschnitte auf biografischer Ebene zu meistern, die Störungen des Alltags des Lebens zu kompensieren und in das eigene Leben zu integrieren, da die Krankheit nicht isoliert werden kann, sondern immer alle Teile des Lebens berührt (ebd.). Stets muss nach Lebenssinn und nach Strategien gesucht werden, um das irritierte Leben mit seinem immer aufs Neue revisionsbedürftigen Alltag in den Griff zu bekommen. Die ständige Suche nach dem richtigen Umgang mit der Krankheit und ihren unterschiedlichen Phasen, der Verlust der Selbstverständlichkeit des Körpers, die Unberechenbarkeit des Krankheitsverlaufs mit kaum kalkulierbaren Wechseln von stabilen, instabilen und krisenhaften Phasen und der (teilweise) Verlust der Selbständigkeit und Autonomie sowie das Gefühl des Ausgeliefertseins stellen große Unsicherheits- und Stressfaktoren dar. Daraus resultierende Angst und Depressionen sowie die Flucht in eine vermeintliche, ein wenig Sicherheit bietende Alltagsnormalität, die in Verbindung mit Widerstand gegen notwendige Veränderungen steht, verringern zusätzlich die Handlungsfähigkeit. Empfehlenswert zur Definition von chronischer Krankheit ist deswegen die Interpretation von Curtin und Lubkin, da sie die Erfordernisse zum Umgang und Leben mit der Erkrankung integriert:

„Unter chronischer Krankheit versteht man das irreversible Vorhandensein bzw. die Akkumulation oder dauerhafte Latenz von Krankheitszuständen oder Schädigungen, wobei im Hinblick auf die unterstützende Pflege, Förderung der Selbstsorgekompetenz, Aufrechterhaltung der Funktionsfähigkeit und Prävention weiterer Behinderung das gesamte Umfeld des Patienten gefordert ist" (in Hüper, Hellige 2007, S. 54).

Da die Behandlung nur zu geringen Teilen in stationären Einrichtungen wie Krankenhaus oder Rehabilitationseinrichtungen, sondern hauptsächlich zuhause statt findet, ist, wie die Definition von Curtin und Lubkin zeigt, auch die Familie oft sehr stark in die Behandlung mit eingebunden (Corbin und Strauss 1998) und das soziale Umfeld entsprechend stark mit betroffen. Dies kann, wie Schaeffer (2006) darlegt, zu Zerreißproben und Rollenumschichtungen führen. Zudem wird auch auf familiärer Ebene nach Wegen zur Fortführung des Alltagslebens gesucht. Die Familien zeigen nach Schaeffer dabei hohe Flexibilität, sind aber auch stets der Gefahr einer Überbelastung und Gesundheitsbeeinträchtigung ausgesetzt, die schließlich gerade bei der Pflege von Demenzkranken zum Zusammenbruch führen kann.

Aus den genannten Aspekten ergibt sich das von Patienten und Angehörigen geäußerte Bedürfnis nach einem Versorgungssystem,

- in dem die Patienten und Angehörige als Individuen gesehen werden

- in dem eine koordinierte, integrierte Versorgung statt findet mit Abstimmung der verschiedenen Professionen

- in der gut informiert, kommuniziert und beraten wird bezüglich des Gesundheitszustandes und der notwendigen, professionellen Maßnahmen

- in dem das Wohlbefinden der Betroffenen berücksichtigt und eine ausreichende Analgesie vorgenommen wird

- in der emotional unterstützt wird

- in der von den Professionellen die Familie, das Unterstützungsnetz aktiv mit einbezogen wird (Höhmann 2002).

°**Schlussfolgerung:** Versorgungskonzepte und damit auch Beratung müssen somit frühzeitig und dauerhaft am sozialen Umfeld ansetzen, neben der Versorgungs- auch

50

die Lebensqualität und individuelle Lebensgestaltung berücksichtigen und eine Sicherung der Ressourcen ermöglichen (Schaeffer 2006). Trotz langjähriger Diskussionen steht ein solches Versorgungskonzept nach Schaeffer (ebd.) noch aus: die Betroffenen und Ihre Familien beklagen noch häufig mangelhafte und unsensible Kommunikation und Beratung, die zu Hilflosigkeit führt. Die Arbeit der einzelnen Professionen wird häufig insular, und nicht koordiniert vorgenommen, was in der Summe oft zu „Zufallsversorgung" mit wenig Effektivität und Versorgungsqualität führt. Die professionelle Spezialisierung und Arbeitsteilung insbesondere in stationären Einrichtungen, die sich mehr an partialökonomischen Interessen orientiert und weniger an den Bedürfnissen der zu Behandelnden, bedeutet für Patienten und Angehörige, sich immer wieder auf unterschiedliche Therapiekonzepte und Brüche in der Versorgung einstellen zu müssen.

3.2.2 Die informell Pflegenden

Auch wenn, wie bereits in Kapitel 3.1.2 ausgeführt, der Begriff des pflegenden Angehörigen auf pflegende Nachbarn, Freunde u.a. ausgedehnt werden muss, so sind es noch immer mit 92% vor allem die nächsten Angehörigen, die im Pflegearrangement eine zentrale Rolle einnehmen. Bei Verheirateten sind dies in der Regel der Ehepartner, bei hochbetagten Personen die Kinder (Schneekloth, Wahl 2005). Damit erscheint häusliche Pflege oft noch als Privatangelegenheit (Meyer 2006). 77% werden von einer Hauptpflegeperson gepflegt, bei 14% sind neben der Hauptpflegeperson weitere Personen aus dem Familien-, Freundes- oder Nachbarschaftskreis an der Pflege beteiligt. Ca. 10% der ambulant Versorgten sind alleinstehend und gänzlich auf die Versorgung durch Pflegedienste angewiesen (Bremer Senator für Arbeit, Frauen Gesundheit und Soziales 2001). Über 85% der Pflegenden sind 45 Jahre und älter, 56% sind in der Altersgruppe der 45 bis 64-

Jährigen und 20% zwischen 65 und 74 Jahre alt, immerhin 9% sind sogar 75 Jahre und älter. Menschen im dritten Lebensalter und im geringerem Maße auch im vierten Lebensalter belasten damit also, wie oft aus ökonomischer Perspektive einseitig dargestellt, nicht nur die Sozialsysteme, sondern haben auch einen bedeutsamen Anteil daran, dass häusliche Pflege in der bestehenden Größenordnung ermöglicht wird. Die Bereitschaft zu pflegen lässt sich in dieser Altersgruppe vor allem durch die große Familienbindung und durch Entpflichtung von Beruf und eigenen Kindern erklären.

°**Gendervergleich:** Der Gendervergleich zeigt, dass sich vor allem Frauen als Hauptpflegepersonen für das häusliche Pflegesetting verantwortlich zeigen. An erster Stelle sind mit einem Anteil von 26% Töchter (im Vergleich nur 3% Söhne) zu nennen. Ihnen folgen die Ehefrauen, die ihren Partner pflegen (24%), und schließlich die Schwiegertöchter mit 9% (dazu kommen die an dieser Stelle nicht berücksichtigten Mütter pflegebedürftiger Kinder mit einem Anteil von 14%) (ebd.). Männliche Hauptpflegepersonen, deren Anteil seit den 1990er Jahren jedoch gestiegen und in den neuen Bundesländern an sich höher ist, pflegen vor allem den Ehepartner. Insgesamt betrachtet sind damit etwa acht von zehn Hauptpflegepersonen weiblich. Damit zeigt sich, dass trotz sich verändernder Genderrollen noch immer eine Geschlechterteilung der Arbeitsfelder praktiziert wird, in der die Frau für die Haus- und Familienarbeit und damit auch wie selbstverständlich oder von familiärer Seite ausdrücklich verlangt für die Pflege zuständig ist (Enquetekommission Landtag NRW 2005). Pflege ist damit also zum einen eine „unter ihrem Wert honorierte Frauenarbeit" (ebd., S. 278). Zum anderen wird als Begründung für die zentrale Rolle von Frauen im häuslichen Pflegearrangement auch oft der Aspekt genannt, dass diese oft noch das geringere Einkommen haben, dessen Verlust bei (teilweiser) Aufgabe der Erwerbstätigkeit

52

pragmatisch als das geringere Übel angesehen wird. Die wichtige Rolle von weiblichen, informell Pflegenden zeigt, dass das (Belastungs-) Erleben von pflegenden Frauen deshalb besonderer Beachtung bedarf.

°**Pflegende Kinder:** Ein vor allem in Deutschland wenig erforschtes Feld ist das Phänomen, dass auch Kinder und Jugendliche vor allem in Haushalten mit nur einem Elternteil bei der Versorgung von psychisch oder physisch kranken Familienmitgliedern Verantwortung tragen und dabei wie Erwachsene die gesamte Palette der Aufgaben wie Haushalt sowie Grund- und Behandlungspflege übernehmen (Metzing, Schnepp 2007). Dabei scheint allerdings vor allem die Pflege z.B. der chronisch kranken Mutter eine Rolle zu spielen und seltener die Versorgung der Großeltern.

°**Vorerfahrung:** In Bezug auf die pflegerische Vorerfahrung berichten 1/3 der befragten Caregiver und überdurchschnittlich häufig Pflegende von mittelschwer oder schwer Demenzkranken, eine Berufsausbildung in der Pflege zu haben.

°**Zukünftige Entwicklungen:** Das Motto „ambulant vor stationär" verdeutlicht die Hoffnung des Gesetzgebers, auch zukünftig auf das bisherige, stabile soziale und familiäre Netzwerk zurückgreifen zu können (Meyer 2006).Trotz der bisher hohen Pflegebereitschaft vor allem von Frauen zeichnet sich allerdings ab, dass zukünftig ein Paradigmenwechsel notwendig sein wird in der Überzeugung, dass informell Pflegende auch weiterhin im bisherigen oder gar zunehmendem Maße in der Lage oder willens sind, die häuslich-pflegerische Versorgung ohne professionelle Pflegedienste zu ermöglichen. Als Ursachen sind vor allem demografische Faktoren (im Sinne einer Zunahme von Älteren bezogen auf die erwerbsfähige Bevölkerung), Veränderungen sozialer Strukturen (z.B. räumliche Trennung von Familien) und die ebenfalls von der Politik erwünschte Zunahme der Beschäftigungsrate älterer

53

Menschen und Frauen, welche traditionell den größten Beitrag zur informellen Pflege leisten, zu sehen (Lamura 2006). So wird erwartet, dass sich bis 2030 die Zahl der weiblichen, pflegenden Angehörigen halbieren wird, während die Zahl der häuslich versorgten Pflegebedürftigen und vor allem der Anteil der alleinlebenden Pflegebedürftigen (ledig geblieben, geschieden, alleine lebend alt geworden) weiter ansteigen wird. Als Konsequenz fordert die Enquetekommission des nordrheinwestfälischen Landtags zur Situation von Frauen in NRW, vermehrt der Tatsache Beachtung zu schenken, dass den ambulanten Pflegediensten zukünftig eine gewichtigere Rolle zukommen wird. Außerdem sieht der Ausschuss die Familien in der Pflicht, durch bewusste innerfamiliäre Entscheidungen Angehörigenpflege als mehrgenerative Aufgabe zu organisieren, in der auch die männlichen Familienmitglieder einen größeren Beitrag leisten müssten. Das Gremium weist in diesem Zusammenhang auch einer pflegerischen Beratung eine besondere Bedeutung zu bei der Bewältigung dieser familiären Herausforderung (Enquetekommission Landtag NRW 2005). Lamura und Mitarbeiter (2006) sehen im Rahmen der zu erwartenden Entwicklung das Motto „ambulant vor stationär" gefährdet und verweisen auf die Bedeutung einer besseren Integration von formeller und informeller Pflege sowie einer intensiveren Unterstützung und Beratung pflegender Angehöriger. Die Wissenschaftler machen zudem darauf aufmerksam, dass der zunehmende Bedarf von professionellen Pflegekräften im zunehmendem Maße durch Pflegekräfte mit Migrationshintergrund gedeckt wird, die nicht selten als Mitbewohner und in Form von Schwarzarbeit am häuslichen Pflegearrangement beteiligt werden. Im Zuge der schrittweisen Öffnung des europäischen Arbeitsmarktes wird sich diese Entwicklung in Zukunft wohl eher noch verstärken.

3.2.3 „Man wächst da einfach rein" - Motive für die Übernahme der Pflege

Die Frage nach den Motiven zu pflegen impliziert zunächst, dass pflegende Angehörige zu Beginn der häuslichen Pflegesituation immer eine klare und bewusste Entscheidung treffen mit Abwägung von Argumenten für und gegen das häusliche Pflegearrangement. Die Sichtung der bestehenden Forschungsergebnisse zeichnet jedoch zumindest teilweise ein anderes Bild. Es zeigt sich, dass sich (insbesondere in Zusammenhang mit chronischen Krankheiten) viele Pflegearrangements als eher schleichender Prozess darstellen, in dem der Pflegebeginn oft nicht mehr klar benennbar ist (Enquetekommission Landtag NRW 2005). Als Folge dieses eher diffusen Prozesses zeigen Befragungen von pflegenden Angehörigen, dass diese oft gar keine Identifizierung mit der Pflegerolle zeigen und sich damit auch nicht als pflegende Angehörige im Sinne der Definition von Lamura und Mitarbeiter sehen (vgl. Kapitel 3.1.2). Sind es doch eher akute Ereignisse, die zu Pflegebedürftigkeit geführt haben, so wird oft aus anfänglich als Übergangsregelung deklarierten häuslichen Pflegesettings ein langjähriges Pflegearrangement. Angehörige fühlen sich in diesem Zusammenhang oft überrumpelt, ein klarer Wahl- und Entscheidungsprozess fehlt in Anbetracht der sich überschlagenden Ereignisse. In Anbetracht dessen bleibt auch kaum Zeit, sich Hilfe oder Beratung zu holen. Töchter und Ehefrauen stehen im Rahmen solcher schnellen und eher unreflektierten Vorgänge oft unter einem besonders hohen familiären und sozialen Druck, sich der Pflegeaufgabe nicht verweigern zu können. Zusätzlich können auch Faktoren wie ethisch-religiöse Gründe, Pflichtgefühl und abgegebene Versprechen oder anerzogene Verpflichtungen insbesondere zur Mutter eine verstärkende Rolle spielen (ebd.). Deutlich werden die Faktoren in einem Zitat eines pflegenden Ehemannes (Bujissen 1996, S. 18):

„Bei meiner Hochzeit habe ich 'Ja` gesagt, und daran halte ich mich auch. Das ist nicht eine Frage des Müssens. Es ist eine Sache des Gefühls, trotz der Schwierigkeiten, die einem während der Ehe begegnen. Wenn ich mit jemandem zusammen bergsteigen gehe, sage ich auch nicht auf halbem Wege: 'Tut mir leid, ich habe keine Lust mehr`. Dann ist man ein Feigling. Darüber hinaus ist es fester Bestandteil unseres Glaubens, einander bis zum Ende treu zu sein. "

Insgesamt betrachtet finden sich nur wenige Untersuchungen über die Gründe, die Frauen und Männer dazu veranlassen, einen Angehörigen zuhause pflegerisch zu versorgen.

Der Frauengesundheitsbericht Bremen 2001 (Bremer Senator für Arbeit, Frauen Gesundheit und Soziales 2001) verweist auf eine Befragung von pflegenden Angehörigen, in dem 28% der Personen Zuneigung, 18% Verpflichtung, 14% Ablehnung und 2% die zu hohen Kosten von stationärer Pflege sowie 0,2% das Nichtfinden eines Heimplatzes als primäre Gründe angeben. Bei 6% der Befragten spielte der Wunsch des Pflegebedürftigen, zuhause versorgt werden zu wollen, die entscheidende Rolle. Geschlechterdifferenziert betrachtet haben bei den befragten Frauen die Argumente Zuneigung und Ablehnung von Heimen eine überdurchschnittliche Bedeutung, während sich die Männer häufiger als Frauen schlicht verpflichtet fühlen. Der von drei Viertel der Personen genannte Beweggrund, die Übernahme der Pflege sei eine Selbstverständlichkeit („darüber denkt man nicht einmal nach, man macht es einfach"), weicht im Längsschnitt betrachtet als positive Motivation bei 70% der Pflegenden dem konflikthaften Erleben der Pflegesituation. Es scheint somit bedeutend zu sein, dass eine so weitreichende Entscheidung informiert und bewusst getroffen wird (ebd.).

56

Die häufig genannten eher abstrakten und weit gefassten, intrinsischen Motive lassen sich durch psychologische und qualitative Zugänge teilweise noch differenzierter darstellen. Geister (2005) konnte mithilfe von biografisch-narrativen Einzelinterviews mit 12 pflegenden Töchtern einen Zusammenhang zwischen bestimmten biografischen Ereignissen und der Entscheidung zu pflegen ableiten. Als Gründe neben soziokulturellen Rahmenbedingungen und normativen Verpflichtungen fand sich z.B. bei den Frauen das Gefühl, für das Wohl der Mutter verantwortlich zu sein. Der Zeitpunkt, an dem sich das Bestreben manifestierte, für die Mutter Verantwortung übernehmen zu müssen, kann dabei mit besonderen Ereignissen wie „Kriegsentbehrungen wieder gut machen", „schlechte Ehe ausgleichen" oder „den verstorbenen Sohn ersetzen" in Zusammenhang gebracht werden. Nach Geister lassen sich auch die Gefühle, sich mit der Mutter zu identifizieren oder ihre enge Vertraute zu sein, darstellen. Einige Frauen sahen auch in der finalen Lebensphase zusammen mit der Mutter die letzte Chance für lange gehegte familiäre und persönliche Erwartungen. Die Autorin schließt aus den Ergebnissen, dass Begriffe wie Selbstverständlichkeit und Pflichtgefühl verschiedene, individuell-biografische Facetten wie „Akt der Wiedergutmachung", „Dankbarkeit" oder „Hoffnung auf lebenslang erwünschte Anerkennung" enthalten, aus denen häufig hohe Leistungen resultieren, die mit der objektiv vorliegenden Pflegebedürftigkeit nicht zu erklären sind. Das Gefühl der besonderen Zuständigkeit erklärt auch, so Geister, warum es pflegenden Töchtern oft schwer falle, Grenzen zu ziehen. Die Ergebnisse schaffen zudem eine Erklärungsbasis für die häufige Überlastung von pflegenden Töchtern und die oft zu beobachtende Nicht-Inanspruchnahme von Hilfe (vgl. Kapitel 3.3). Geister warnt zudem davor, dass die resultierende hohe Pflegebereitschaft der Frauen von politischer Seite aufgrund des Willens zur ambulanten Versorgung ausgenutzt werden könnte. Pflegende Frauen müssten Hilfe bei der Suche nach Entlastungsstrategien erhalten und möglichst vor Aufnahme der Pflege die eigene Rolle mit sich und der Familie klären.

Die Vermeidung von Schuldgefühlen und Vorwürfen, „einen Angehörigen ins Heim abgeschoben zu haben zu haben" ergänzen Rohner und Terhorst (1988) als möglichen Grund von informell Pflegenden, die stationäre Versorgung als Möglichkeit abzulehnen. Das Motiv, so die Autoren, sei oft so stark, dass Pflege sogar unter eigentlich unzumutbaren Umständen oder mit dem hohen Risiko von gesundheitlichen Folgeschäden für die Pflegenden fortgesetzt werde, bis unter Umständen eine alternative Lösung unvermeidlich wird.

Bujissen weist auch auf ausgesprochen positive Motive hin wie „gerne jemanden pflegen", Selbstvertrauen („ich glaube, dass es am naheliegendsten ist, dass ich es mache und dass es niemand besser als ich machen kann") oder auch Sinngebung und Lebensziel („ich weiß jetzt zum ersten Mal seit Jahren, wofür ich lebe") (Bujissen 1996).

Neben gefühlsbetonten und extrinsischen Gründen können abschließend auch sehr pragmatische Motive wie Altersvorsorge und Lebensplanung genannt werden. Demnach würde eine stationäre Unterbringung oft das Vermögen aufbrauchen bzw. das zu erwartende Erbe. Somit stellt sich Pflege in diesem Zusammenhang als das kleinere Übel dar gegenüber der Heranziehung unterhaltspflichtiger Angehöriger durch das Sozialhilferecht (Enquetekommission Landtag NRW 2005).

3.3 Die Auswirkungen von häuslichen Pflegearrangements auf die pflegenden Angehörigen und ihr soziales Umfeld

Der vorliegende Abschnitt soll auf der Basis einer theoretischen Einführung in die Begriffe Stress und Belastung sowie unter Berücksichtigung der wichtigsten Stressmodelle (Kapitel 3.3.1) einen Überblick verschaffen über die verschiedenen Aufgaben (Kapitel 3.3.2), Belastungsformen und das Belastungserleben (Kapitel 3.3.4) sowie ihre Folgen (Kapitel 3.3.4.3) unter Einbezug des sozialen Umfeldes. Dabei werden die in der bisherigen Datenlage eher spärlichen und vernachlässigten, aber durchaus wahrnehmbaren positiven Auswirkungen (Kapitel 3.3.3) von häuslicher Pflege auf die pflegenden Angehörigen ebenfalls berücksichtigt. Im weiteren Verlauf werden angebotene und empfohlene Beratungs- und Interventionsmaßnahmen vorgestellt und ihre mehr oder weniger ausgeprägte (Nicht-)Inanspruchnahme durch die Pflegenden dargestellt.

3.3.1 Einführung in Belastungsmodelle und den Stressbegriff

Die Begriffe „Belastung" und „Stress", die sowohl in der Wissenschafts- als auch in der Alltagssprache zum Einsatz kommen, werden in der Literatur nicht einheitlich verwendet. Das Internet-Lexikon Wissenschaft-online versteht unter Belastung (synonym auch Stressor, Stressbedingung) die auf eine Person von außen einwirkenden, belastenden Bedingungen. Biologisch betrachtet nimmt dabei jede Belastung bestimmte Funktionen des Organismus in Anspruch. Im Rahmen einer Arbeitsbelastung, so wie sie Pflege ebenfalls darstellt, kann eine Belastung seinen Ursprung im materiell-technischen, sozialen oder personalen Bereich haben. Zur Abgrenzung der beiden Termini kann unter Verwendung eines allgemeinen Person-Umwelt-Modells gesagt werden, dass die auf eine Person einwirkenden

Bedingungen als Belastung bezeichnet werden und die in der Person stattfindenden Prozesse bzw. deren Wirkung als Stress. Stress als Zustand eines Ungleichgewichtes hat zumeist eine negative Konnotation im Sinne von etwas Belastendem, Unangenehmen oder gar Bedrohlichem. Der Begriff kann dabei genutzt werden, um die Ursachen („die Situation ist stressig"), die Folgen („ich fühle mich gestresst") und den Prozess selbst („das läuft bei mir ab, wenn ich unter Stress stehe") zu beschreiben. Positiver Stress wird im Gegensatz zum negativen Dis-Stress als Eu-Stress bezeichnet und als Herausforderung interpretiert, welche zum aktiven, gestaltenden Handeln motiviert. Dis-Stress hingegen wird als belastender Konflikt empfunden, der negative Gefühle hervorruft und eher zu Hilflosigkeit und Handlungsverhinderung führt (ebd.). Drei in der Geschichte der Stressforschung bedeutsame Modelle sollen an dieser Stelle kurz vorgestellt werden:

°**Stressmodelle:** Als Vater der Stressforschung kann Hans Selye betrachtet werden, der 1936 ein Reaktionskonzept vorstellte, nach dem Stress über das Verhalten des Organismus bestimmt wird, unabhängig davon, wie er ausgelöst wurde (ebd.). Demnach verursacht Dis-Stress Gesundheitsschäden beim Betroffenen. Problematisch bleibt bei diesem Ansatz, dass im physiologischen Bereich dieselben Reaktionen durch sehr verschiedene Ereignisse ausgelöst werden (Franzkowiak 2003).

Biologische Modelle im Anschluss an Selye folgen einem naturwissenschaftlichen Paradigma und reduzieren die Folgen von Stress auf naturwissenschaftlich messbare Parameter im zentralen Nervensystem und dem endokrinen System. Dabei gilt es, den Zustand der Homöostase, so wie Bertalanffy ihn in seiner Systemtheorie beschreibt, durch Verminderung von Belastungsfaktoren und Einsatz von Medikamenten wiederzuerlangen (ebd.).

°**Coping:** Das heute sehr anerkannte „Transaktionale Konzept" von Richard S. Lazarus versucht die Schwächen seiner Vorgänger zu überwinden. Hauptbestandteil dieser Ansätze ist nämlich die Inkongruenz zwischen den Anforderungen der Umwelt und den Kapazitäten des Individuums, wobei nicht die objektiven Anforderungen diese Anforderungen quasi automatisch bedingen. Vielmehr fließen nach Lazarus Wahrnehmungen, Interpretationen und Antizipationen von Misserfolg sowie Hypothesen über eine Beeinträchtigung relevanter Ziele und Bedürfnisse und schließlich die Einschätzung der Bewältigungsmöglichkeiten und –fähigkeiten in den Stressprozess mit ein. Stress ist demnach ein komplexer Wechselwirkungsprozess zwischen situativen Anforderungen und dem handelnden Individuum, in dem nicht alleine die Stressoren entscheidend sind, sondern vielmehr die kognitive Verarbeitung und Bewertung, mit der der Betroffene reagiert. Nach Lazarus kann eine „stressende Situation" als Herausforderung, Bedrohung oder Schädigung bzw. Verlust betrachtet werden. Bei nicht ausreichenden Ressourcen wird eine Stressreaktion ausgelöst und eine Strategie zur Bewältigung der Herausforderungen entworfen, die als Coping bezeichnet wird und von individuellen Faktoren abhängig ist wie den eigenen kognitiven Strukturen, den Vorerfahrungen oder der Persönlichkeit des Betroffenen (ebd.). Die zur Verfügung stehenden Formen der Stressbewältigung werden in drei Formen unterteilt: Problemorientiertes Coping meint, dass durch Informationssuche, direkte Handlungen oder auch durch Unterlassen von Handlungen Problemsituationen überwunden werden oder dass man sich ihnen anpasst. Beim Emotionsorientierten Coping wird vor allem der Versuch unternommen, die gefühlsmäßige Erregung abzubauen, allerdings ohne sich mit der Ursache zu beschäftigen. Das Bewertungsorientierte Coping bezieht sich auf den Prozess, indem dieser logisch analysiert wird, das Individuum bereitet sich geistig vor. Drogenmissbrauch zur Betäubung von Inkompetenzerleben ist ein Beispiel, das zeigt, dass Copingstrategien die Situation auch verschlechtern und zu gesundheitlichen Gefährdungen führen können. Das sozialepidemiologische Modell von Badura und die später vorgenommene Erweiterung um den Begriff der Vulnerabilität zeigen, wie akute und chronische Stressreaktionen in Wechselwirkung mit der eigenen Lebensweise und psychosozialen Risikofaktoren zu somatischen und psychischen Krankheiten (z.B. Depressionen) führen können. Bedeutsam ist in diesem Zusammenhang der salutogenetische Ansatz von Aaron Antonovsky (Antonovsky 1997), der in Abkehr zu pathogenetischen Konzepten fragt, wie Menschen trotz Belastungen und Stress gesund bleiben. Entscheidend sind nach Antonovsky die zur Verfügung stehenden Ressourcen, unter denen die Gesamtheit der von einer Person zur Verfügung stehenden, von ihr genutzten oder beeinflussten gesundheitsschützenden und –fördernden Kompetenzen und äußeren Handlungsmöglichkeiten verstanden werden. Die Mittel werden unterteilt in innere (interne, individuelle, subjektive, personale) physische und psychische und die äußeren (externen, objektiven) physikalischen, materiellen, biologischen, ökologischen, sozialen, institutionellen, kulturellen, organisationalen etc. Ressourcen.

°**Fazit:** Für die Analyse zur Belastungssituation pflegender Angehöriger lassen sich daraus wichtige Schlussfolgerungen ziehen: Zum einen muss nach objektivierbaren Belastungsformen und Stressoren gesucht und die Auswirkungen auf das Wohlbefinden und die Gesundheit der informell Pflegenden gesucht werden. Zum anderen ist es wichtig, das individuelle Belastungserleben in Zusammenhang zu bringen mit den jeweiligen beeinflussenden Variablen und den vorhandenen Copingstrategien und Ressourcen. Damit wird es möglich, Rückschlüsse auf die Unterstützung und Beratung von pflegenden Angehörigen zu ziehen.

3.3.2 Die Aufgaben von pflegenden Angehörigen

Einen Pflegebedürftigen in der häuslichen Umgebung zu pflegen, bedeutet für die pflegenden Angehörigen, sich einer Vielzahl von Aufgaben und Herausforderungen zu stellen. Als primäre Stressoren zu berücksichtigen sind zunächst die auch in den Pflegestufen betonten manuellen und körperlichen Tätigkeiten wie An- und Ausziehen, Waschen, Mobilisieren, Baden und alle weiteren grundpflegerischen Handlungen, in denen der zu Pflegende Hilfe benötigt. Im Bereich der spezielleren Pflege übernehmen Angehörige zudem Aufgaben wie das Spritzen und sonstige Verabreichen von Medikamenten, das Anlegen von Umschlägen, die Wundversorgung und anderes. Im haushälterischen Bereich müssen Betten gemacht, Mahlzeiten eingekauft und die Wohnung aufgeräumt und gereinigt werden.

Pflegende Angehörige übernehmen zudem verwaltungstechnische Aufgaben wie das Zahlen von Rechnungen, die Buchhaltung oder das Beantragen von Sozialleistungen, Zuschüssen etc. Neben diesen eher körperlichen und funktionalen Hilfen leisten die informell Pflegenden auch zwischen den verschiedenen genutzten pflegerischen und medizinischen Einrichtungen und Hilfen koordinatorische und vermittelnde Aufgaben und kontrollieren, ob professionelle Helfer ihre Leistungen aufeinander abstimmen. (Geronto-)Psychiatrische Patienten bedürfen oft weniger primär grundpflegerischer Hilfe, sondern vielmehr einer emotionalen und psychischen Unterstützung und Sorge. Dabei gilt es, einen Umgang zu finden mit psychischen Auffälligkeiten wie Rückzug, unvorhersehbaren Verhaltensweisen, Halluzinationen, Selbstgesprächen sowie Abweichungen von gewohntem Ess- und Schlafverhalten (Schacke, Zank 2006). Gleichzeitig bedürfen Pflegebedürftige auch der Beaufsichtigung, der Motivation und Anleitung. Eine wichtige und tägliche

Rolle spielt zudem die persönliche Fürsorge in Form von Gesprächen, Spaziergängen und ähnlichem.

Die beschriebenen Aufgaben sind darüber hinaus noch in den gewohnten oder vom sozialen Umfeld und der Familie gewünschten Lebensalltag zu integrieren, was die Ausbildung so genannter sekundärer Stressoren hervorrufen kann.

3.3.3 Positiveffekte der pflegerischen Tätigkeit

Pinquart und Sörensen (2003) identifizieren im Rahmen einer Metanalyse von 228 Studien verschiedene positive Auswirkungen („uplifts") von informeller Pflege auf die Pflegenden. Dabei geben die Caregivers unter anderem an, sich nützlich zu fühlen und durch die Pflege eine engere Beziehung zum Hilfebedürftigen aufgebaut zu haben. Einige Befragte geben an, Stolz zu empfinden auf die zu meisternden Krisen und Herausforderungen.

Leipold, Schacke und Zank können 2006 durch eine Kombination von schriftlicher Befragung und telefonischer Interviews einer (nicht randomisierten) Probandengruppe, die demenziell Erkrankte pflegt, zeigen, dass die Pflegesituation zwar in der Regel als belastend empfunden wird, gleichzeitig aber das Potenzial in sich trägt, sich selber besser kennen zu lernen und persönlich zu reifen. Die in der Pflege gemachten Erfahrungen sowie die oft als schwach empfundene soziale Anerkennung fördern zudem kritisches Nachdenken über das Leben und sich selber. Es zeigt sich, dass nach etwa fünf Pflegejahren das Maximum dieser Positiverfahrungen erreicht ist, ohne danach allerdings abzunehmen. Angehörige, die die eigene Pflege negativ einschätzen, kommen zu eher gegenteiligen Schlüssen. Die Autoren sehen für ein vertieftes Verständnis von Prädiktoren für Persönlichkeitswachstum einen zukünftigen Bedarf an Längsschnittarbeiten.

3.3.4 Die Belastung und das Belastungserleben von pflegenden Angehörigen

„Die adrette Person mit den rosigen Wangen ist meistens der Demente, die bleiche, geplagte Person ist der überlastete, 'gesunde` Partner" (Zitat eines Hausarztes in Bujissen, 1996, S. IX)

Wie Abb. 1 (Seite 61-1) zusammenfasst, lassen sich auf der Basis der zur Verfügung stehenden Forschungslage eine Reihe von Belastungsfaktoren bestimmen. Nach einer Umfrage von Infratest Sozialforschung 2003 (Meyer 2006) schätzen sich 42% aller befragten, pflegenden Angehörigen ziemlich schwer belastet, 41% extrem physisch und psychisch belastet und nur 7% als überhaupt nicht belastet ein. Schäufele und Mitarbeiter (2005) setzen in ihrer Befragung von Hauptpflegepersonen Demenzkranker die Häusliche Pflege-Skala (HPS) von Gräßel und Leutbecher ein, die eine Unterteilung der pflegerischen Belastung in die drei Bereiche „keine/niedrige" (0-24 Punkte), „mittlere" (25-55 Punkte) und „hohe bis sehr hohe" ermöglicht. Danach sind 41,3% der Pflegepersonen nicht oder nur gering belastet und 5,8% hoch bis sehr hoch belastet. Dabei steigt die Belastungswahrnehmung mit der Schwere der Demenz: bei Pflegenden von demenziell Erkrankten im fortgeschrittenen Stadium ist nur ein Drittel der HPP nicht oder nur gering belastet, bei 2/3 ist die Belastung mittelschwer oder sogar hoch bis sehr hoch (9,7%). Damit liegen die durchschnittlichen Belastungswerte der Pflegenden von Dementen deutlich über denen von Pflegenden Nicht-Dementer. Eine Befragung von Angehörigen von 1999 (in den Gemeinden Stuhr und Weyhe bei Bremen), die ältere Menschen mit Hirnleistungsstörungen pflegen, gaben 46% der Angehörigen an, sich „stark belastet" und 15%, sich „sehr stark belastet" zu fühlen (Bremer Senator für Arbeit, Frauen Gesundheit und Soziales 2001).

65

°**Anfangsphase:** Die Anfangsphase des Pflegearrangements scheint besonders von hoher Beanspruchung geprägt zu sein, da sie einhergeht mit dem Verlust der gewohnten Alltagsroutinen, fehlender Pflegekompetenz und dem Zwang zu einer Neudefinition von Rollen. Studien zeigen, dass sich etwa 95% der Angehörigen zu diesem Zeitpunkt überfordert fühlen (Bremer Senator für Arbeit, Frauen Gesundheit und Soziales 2001). Erschwerend wirkt, dass oftmals die intensive Vorbereitung auf die neue Situation einhergeht mit geringer professioneller Hilfe und der Erfahrung, nicht genügend informiert zu werden (Uhlmann et al. 2005). Da im Zuge der DRG-Einführung soziale Indikationen für die zeitweise stationäre Weiterversorgung von durch Akutereignisse pflegebedürftig(er) gewordenen Personen wegfallen und damit die Liegezeiten im Krankenhaus immer kürzer werden, müssen Care Recipients auch immer schneller zuhause aufgenommen und versorgt werden. Damit ist anzunehmen, dass die Zeitspanne, in denen sich pflegende Angehörige auf ihre neue Rolle vorbereiten können, tendenziell kürzer wird, und auch die Anforderungen an die zu leistende häusliche Pflege steigen. Welche genauen Auswirkungen die DRGs auf die Belastung von pflegenden Angehörigen durch die schnellere Entlassung von älteren und chronisch kranken Menschen haben, ist bisher noch unerforscht (Meyer 2006). Auch im weiteren Verlauf des Pflegearrangements spielt der Faktor Zeit im Belastungserleben der Caregivers eine entscheidende Rolle. Gräßel (1998a) berichtet, dass im Durchschnitt 64% aller Hauptpflegepersonen dem unterstützungsbedürftigen älteren Menschen rund um die Uhr zur Verfügung stehen, mehr als 26% mehrere Stunden am Tag und etwa 8% mehrere Stunden in der Woche. Rund 76% aller Pflegepersonen müssen die Nachtruhe mehr als einmal unterbrechen. „Rund-um-die-Uhr-Verfügbarkeit" und nächtliche Pflege gehören nach Schneekloth (2005) neben der Versorgung von Älteren mit Pflegestufe III und einer schlechten Ausstattung mit Hilfsmitteln zu den Charakteristika von hochbelasteten Pflegesituationen, wie auch dieses Zitat in der LEANDER-Studie zur

Belastung pflegender Angehöriger von demenziell Erkrankten deutlich macht (Zank, Schacke 2006, S. 9):

„Ich bin 85 Jahre alt und pflege meinen Ehemann Paul, 87 Jahre, seit 5-6 Jahren. Die letzten Monate sind unerträglich geworden. Von 24 Stunden täglich bin ich cirka (sic!) 18-19 Stunden rund um die Uhr beschäftigt. Er ist geistig vollkommen verwirrt, ich muss ihn waschen, anziehen, füttern, er findet sich nicht zurecht, wo wir schon seit 1957 wohnen, er weiß nicht, dass ich seine Frau bin, erkennt unseren Sohn nicht mehr usw. Ich bin nervlich am Ende und mache selbst schon viele Fehler…"

Schneekloth und Wahl (2005) berichten zudem in ihrer Studie, dass die Hauptpflegepersonen etwa 36,7 Stunden pro Woche in Pflegeaufgaben und Unterstützung eingebunden sind, wobei die allgemeine Fürsorge mit die wichtigste Rolle spielt (vgl. Kapitel 3.3.2). Die geleisteten Arbeitsstunden korrelieren erwartungsgemäß mit der jeweiligen Pflegestufe: während bei Pflegestufe I die Durchschnittszahl bei 29,4 Stunden liegt, sind es bei der Pflegestufe II schon 42,2 und bei Pflegestufe III 54,2 Stunden. Hilfebedürftige ohne Pflegestufe brauchen wöchentlich eine durchschnittliche Hilfe von 14,7 Stunden. Bei kognitiv Beeinträchtigten liegt die Durchschnittszahl mit 39,7 Stunden höher als bei nicht kognitiv Beeinträchtigten (33,7 Stunden). Die ständige Verfügbarkeit sank aber im Vergleich zur Voruntersuchung von 1991: nur noch 26 statt 18% geben an, dass sie täglich verfügbar sein müssen. Und aktuell 64% statt 78% haben den Eindruck, rund um die Uhr verfügbar sein zu müssen. Die Forscher vermuten, dass dieser Rückgang ein positiver Effekt der neu eingeführten Pflegeversicherung sei.

°**Dauer:** Die Dauer des Pflegearrangements variiert naturgemäß sehr stark. Es wird geschätzt, dass knapp die Hälfte aller Pflegepersonen Pflege zwischen ein und fünf

Jahren und etwa ein Viertel über die Dauer von fünf bis 10 Jahren leistet. Der Anteil der Pflegepersonen, die bereits 20 und mehr Jahre Pflege leisten, beträgt immerhin noch 12,3% (Bremer Senator für Arbeit, Frauen Gesundheit und Soziales 2001).

°**Finanzielle Belastung:** In Bezug auf die finanzielle Belastung schreiben Schneekloth und Wahl (2005), dass sich das verfügbare Einkommen von Hilfe- und Pflegebedürftigen nicht wesentlich von den SeniorInnen insgesamt unterscheidet und damit Einkommensarmut keine zentrale Rolle mehr spielt. Auch der Anteil der Sozialhilfeempfänger ist durch die einkommensunabhängige Gewährung der Leistung der Pflegeversicherung seit Beginn der 1990er Jahre halbiert worden. Rein subjektiv betrachtet geben die Haushalte von Pflegebedürftigen aber wesentlich häufiger an, mit dem zur Verfügung stehenden Geld nicht gut zurechtzukommen. Damit wird deutlich, dass Hilfe und Pflege im Haushalt mit zusätzlichen ökonomischen Belastungen verbunden ist. Möglicherweise spielt auch die „Vorausahnung" der Befragten eine Rolle, dass eine später notwendig werdende stationäre Versorgung die gegenwärtig verfügbaren Geldressourcen schnell aufbrauchen könnte.

°**Erwerbstätigkeit:** Finanzielle Einbußen kommen darüber hinaus auch durch Reduktion oder Stoppen der Erwerbstätigkeit von pflegenden Angehörigen zustande. Allerdings zeigt sich auch in diesem Bereich eine Veränderung zu den 1990er Jahren: aktuell können 26 (statt 21) Prozent der Hauptpflegepersonen ihre Tätigkeit fortsetzen. Ihre Tätigkeit aufgegeben haben 10 statt bisher 14%, und die Tätigkeit eingeschränkt haben 11 statt 12%. Pflegende Angehörige von Nicht-Demenzkranken sind in einem deutlich höheren Maße (40,8%) erwerbstätig als Caregivers von demenziell Erkrankten (26,9%) (Schäufele et al. 2005). Eine zukünftige Forschungsfrage wird sein, inwieweit die neu in SGB XI verankerte

„Pflegezeit" (vgl. Kapitel 2.1.1) zu einer Verbesserung der Situation für berufstätige, pflegende Angehörige beitragen kann. Die Fortführung von Erwerbstätigkeit hat allerdings nicht nur positive Effekte. Sie muss gleichzeitig auch als Prädiktor einer hochbelasteten Pflegesituation angesehen werden (Schneekloth 2005).

°**Wohnung:** Pflegende Angehörige müssen noch immer unter zum Teil schwierigen Bedingungen in Bezug auf die Wohnungsausstattung leben. Allerdings zeigen sich laut Schneekloth (2005) auch in diesem Bereich Fortschritte, da fast alle Haushalte von Hilfe- und Pflegebedürftigen sowohl in alten als auch den neuen Bundesländern über eine wohnstandardgemäße Grundausstattung verfügen mit Innentoilette, Zentralheizung, Toilette etc. Einen barrierefreien Zugang haben mittlerweile immerhin 59% bzw. 56% (neue Bundesländer). Allerdings bemängelt Schneekloth, dass nur bei (verbesserten) 30% bzw. 24% (alte Bundesländer) ein pflegegerechter Ausbau der Wohnungen vorhanden ist, obwohl diese von der Pflegeversicherung bezuschusst werden. Der Forscher äußert die Vermutung, dass entsprechende Beratungsangebote helfen können, die Wohnsituation zukünftig zu verbessern.

°**Institutionelle/Informelle Systeme:** Anerkennung und Wertschätzung wird bei den Pflegepersonen als wichtig angesehen und sogar höher eingeschätzt als die Entlastung bei pflegebezogenen Tätigkeiten. Die soziale Wertschätzung von außen wird allerdings oft als sehr niedrig empfunden (vgl. auch Kapitel 3.3.4.1), der Pflegebedürftige kann vor allem bei kognitiven Einschränkungen Dankbarkeit nicht in der gewünschten Form zeigen. Auch die Einbeziehung von professionell Pflegenden in das Pflegearrangement führt nicht unbedingt zu einer Bestärkung der Angehörigen. Peter Zeman weist schon 1988 in einer soziologischen Bestandsaufnahme des häuslichen Pflegesystems darauf hin, dass mit dem persönlichen, informellen und eher emotional geprägtem System Pflegebedürftiger-Pflegender und dem institutionellen System mit den Arbeitsregeln und

Pflegevorstellungen von professionell Pflegenden zwei Anordnungen mit völlig unterschiedlichen Denkstrukturen aufeinanderprallen, was im Umgang auch mit häuslichen Caregivers Beachtung finden müsse. Auch Heinemann-Knoch, Knoch und Korte berichten in ihrer MuG III-Teilstudie (2005), dass Hauptpflegepersonen oft weniger reflektierte Leitvorstellungen haben als professionell Pflegende. So wendet man sich beispielsweise bei professionell Pflegende eher dem „klassischen Leistungskanon" zu und lässt dafür die soziale Betreuung eher am Rande der eigentlichen Tätigkeiten laufen, während bei informell Pflegenden weniger auf Selbständigkeit und Selbstbestimmung der Pflegebedürftigen geachtet wird, sondern mehr auf Hygiene und „Wohlfühlen". Pflegebedürftige, so Heinemann-Knoch und Mitarbeiter, legen vor allem Wert auf emotionale Unterstützung und honorieren vor allem die Tätigkeiten der informell Pflegenden. Sie ertragen dabei auch lieber klaglos bestehende Pflegeprobleme wie z.B. die Entstehung von Wundgeschwüren (Dekubiti) und Inkontinenz. Die Herausforderung besteht also darin, einen Konsens zu finden zwischen den Standpunkten der Laienpfleger und der professionell Pflegenden, in dem die Zielsetzungen im Pflegeprozess miteinander verknüpft werden. Außerdem brauchen pflegende Angehörige offensichtlich nicht nur Kritik, sondern auch schlicht Wertschätzung für ihre Arbeit.

Auch die Familien der Hauptpflegepersonen erkennen die pflegerische Arbeit nicht immer an. Rollenkonflikte zwischen den Pflege- und den Familienverpflichtungen können zu ernsten Krisen führen. Insbesondere pflegende Töchter oder Schwiegertöchter erfahren in diesem Zusammenhang Familienprobleme: der Partner fühlt sich vernachlässigt, die Zeit für die eigenen Kinder wird knapp, und Familienkrisen können bis zur Scheidung eskalieren (Grond 2004). Auch Beziehungsprobleme zwischen Hauptpflegepersonen und ihren Geschwistern, denen oft vorgeworfen wird, sich zu wenig zu kümmern oder eher eine Belastung darzustellen, finden sich. Hedtke-Becker (1990) folgert hieraus, dass zur Lösung solcher familiären Probleme die Handelnden als System verstanden und betrachtet werden müssten, in dem die einzelnen Personen möglicherweise und ohne vorgenommene Weiterentwicklung Rollen spielen würden, die seit ihrer Kindheit bestehen. Eine systemische Betrachtung kann somit auch eine Option für eine pflegerische Beratungssituation sein.

3.3.4.1 Belastung durch die Pflege von demenziell Erkrankten

Wie zu Beginn des Kapitels schon angedeutet wurde, befinden sich pflegende Angehörige von demenziell erkrankten Pflegebedürftigen in einer besonderen Belastungssituation, die deswegen auch einer vertieften Betrachtung bedarf. Wie bei Schäufele et al. (2005) und bei Gräßel (1998a) beschrieben, ist die subjektive Belastung bei pflegenden Angehörigen, die einen Demenzkranken pflegen, signifikant höher als bei Pflegenden von Nicht-Demenzkranken. Das gilt im besonderen Maße auch für die psychische Belastung: nach bundesweiten Erhebungen sind Pflegepersonen von Demenzkranken entsprechend mehr als doppelt so häufig (50%) belastet als Pflegende von Nichtdementen (20%) (Bremer Senator für Arbeit, Frauen Gesundheit und Soziales 2001). Zusätzlich lässt sich eine positive Korrelation zwischen der Schwere der Demenz und der Belastungsintensität zeigen. Hauptpflegepersonen berichten zum Beispiel von zunehmenden persönlichen Einschränkungen wie der Freizeitgestaltung und einem vermehrten Mangel an sozialer Anerkennung, an dem vor allem pflegende Frauen leiden, zumal die Übernahme der Pflege bei ihnen oft von außen als selbstverständlich und somit als wenig lobenswert erscheint. Auch die Rollenkonflikte zwischen der pflegerischen Aufgabe und den verschiedenen sozialen Bereichen wie Arbeit und Familie nehmen zu. Der Aufwand für pflegerische Aufgaben wie das Motivieren

71

und Anleiten sowie bei der Kontaktpflege ist allerdings im mittleren Krankheitsstadium am stärksten ausgeprägt. Als besondere Belastung in der Pflege von Dementen spielen die bereits oben beschriebenen, krankheitsbedingten Verhaltensprobleme (Zank, Schacke 2006) sowohl bei weiblichen als auch bei männlichen Pflegenden und im Besonderen bei pflegenden Ehepartnern eine sehr große Rolle. Zu ihnen gehören kognitive Einbußen, Verwirrtheit, Aggressivität und Widerstand, Depressivität und Beziehungsverlust.

Insbesondere der Aspekt des Beziehungsverlustes und der Verlust der Person „so wie man sie vorher gekannt hat", kann insbesondere in der Beziehung zwischen dem Caregiver und einem dementen Pflegebedürftigem zu einem dramatischen und bedeutsamen Prozess der Entfremdung führen. Wuest, Ericson und Stern interviewten 1994 15 ostkanadische Caregivers von Alzheimer Patienten. Es handelte sich dabei vorwiegend um weibliche Pflegepersonen mit nahem Verwandtschaftsgrad und im Alter zwischen 28 und 83 Jahren. Die Forscherinnen konnten mithilfe der Grounded Theory-Methode zeigen, dass ein langsamer, interaktiver Prozess statt findet, in dem sich das ursprünglich intime Verhältnis des Pflegenden zum Pflegebedürftigen einem Prozess der Entfremdung weicht („interactive process from intimacy to alienation in the relationship"). Wuest und Mitarbeiter identifizierten im Verlauf dieser Entwicklung drei Stufen, die sie als „dimensions" bezeichnen. Der Prozess beginnt nach ihren Beobachtungen mit der Dimension des „Dämmerns" (dawning), in dem beiden Seiten bewusst wird, dass das pflegebedürftige Familienmitglied sich ändert. Die betroffenen Personen versuchen zunächst, diese Ahnung durch das Aufrechterhalten einer Fassade der Normalität zu verstecken, um somit z.B. den gewohnten Lebensstil nicht zu berühren und auch, um z.B. den Arbeitsplatz nicht zu gefährden. Für das beginnende Fehlverhalten wie Vergesslichkeit werden typischerweise Ausreden

72

gesucht. Schließlich kommt aber die Phase des „Confirming", in der die Fassade nicht mehr aufrechterhalten werden kann. Die zweite Dimension des „holding on" ist dann eine Phase, in der der „Alptraum Alzheimer" in seinen Auswirkungen immer stärker wird. Der Caregiver entwickelt dabei, wie die Interviews zeigen, Strategien, um die Beziehung (sustain the relationship) und die gewohnte Lebensqualität trotz der zunehmenden Verlusterfahrungen auf beiden Seiten zu erhalten. Die Pflegenden gingen beispielsweise dazu über, gefährliche Gegenstände wegzulegen, Schlösser zum Schutz von bestimmten Wohnarealen einzubauen oder ganz allgemein im Alltag die Kontrolle zu übernehmen. Es zeigt sich in der Auswertung, dass Routinen eingebaut werden, um die Selbständigkeit zu erhalten: Anziehsachen werden in der richtigen Reihenfolge hingelegt, es wird gemeinsam geduscht. Gleichzeitig gehen dem Caregiver zunehmend die Ressourcen verloren und er tendiert zum krank werden (z.B. Bluthochdruck etc.). Die Caregiver stellen sich die Frage, wie lange sie das aushalten können und berichten gleichzeitig von einer zunehmenden sozialen Isolation, dem Verlust sozialer Beziehungen und z.T. auch durch den Verlust des Arbeitsplatzes auch von finanziellen Auswirkungen. In der Dimension „letting go" hat sich der Caregiver endgültig entfremdet und gibt die Pflege auf („Separation"). Die Entfremdung wird dabei durch zwei Variablen begleitet: „Commitment" (Bindung, Verpflichtung) meint, das die Erinnerung an die Person hochgehalten wird („Sie müssen daran denken, dass das jetzt nicht John ist…das ist die Krankheit"), was es gleichzeitig dem Angehörigen erlaubt, sich von der Person freizumachen. Die „Insidious losses" (heimtückische Verluste) zeigen, dass der Prozess des Fremdwerdens vor allem durch den Verlust von Fähigkeiten wie Arbeit, Selbständigkeit an sich, abstrahiertes Denken, soziale Kompetenzen etc. repräsentiert wird. Die Pflegepersonen, die schon entfremdet sind, suchen dann auch eher externe und professionelle Hilfe. Möglicherweise kommt es in dieser Phase zu der Entscheidung, den Pflegebedürftigen stationär weiter versorgen zu

73

lassen und, es werden Kriterien für die Institutionalisierung der Pflege gesucht: z.B. „wenn sie mich nicht mehr erkennt" oder „wenn er gewalttätig wird". Mehrmals zeigen die Interviewdaten, dass konkrete Anlässe wie Gewaltausbrüche die Entscheidung zugunsten des Pflegeheimes „triggern". Zugleich zeigt sich, dass den Pflegenden die Entscheidung einfacher fällt, wenn die Kriterien vorher mit dem Patienten besprochen worden sind. Ein Fallbeispiel, das vor allem die Härte des oben beschriebenen Abschiedsprozesses beschreibt, ist die Erzählung einer pflegenden Ehefrau während der morgendlichen Grundpflege (Zank, Schacke 2006, S. 11):

„ ... Meine vertränten Augen suchen Papas Blick. Leere! Keine Regung zu erkennen. In welcher Welt lebt er eigentlich? Leben? Vegetieren? Schon wieder zücke ich das Taschentuch, da ich meine Umwelt nur verschwommen wahrnehmen kann. Was spürt er? Was versteht er noch? Empfindet er? Denkt er? Kein Blick, keine Geste, kein Wort, kein Laut! Schweigen, Stillschweigen. Eine 180 Pfund schwere Anziehpuppe mit biologischen Abläufen wie Essen- Schlafen- Ausscheiden. Das ist nicht mehr mein geliebter Mann. Wer treibt dieses unvorstellbare Spiel mit uns? Als er mich noch begehrte, ich liebte seinen Bauch, die Pfunde, die Augen, alles.... "

3.3.4.2 Die Variation des individuellen Belastungserlebens pflegender Angehöriger durch bedeutsame Variablen

Wie im vorliegenden Abschnitt gezeigt wurde, unterliegen pflegende Angehörige einer Vielzahl von Belastungsaspekten, die auch in der Pflegeberatung einer intensiven Beachtung bedürfen. Hierzu muss aber ergänzt werden, dass neben den objektiven Stressoren, die zu einem gewissen Grad die Belastung beschreiben, auch Variablen berücksichtigt werden müssen, durch die das Belastungserleben der

Pflegepersonen bei gleicher, objektiv feststellbarer Belastung erheblich variieren kann.

°**Gender/Beziehungsgrad:** So zeigt sich wiederholt, dass Frauen und Ehepartner oft eine höhere Belastung bei gleichem objektiven Belastungsgrad empfinden als Männer bzw. Nicht-Ehepartner. Die Enquetekommission NRW Landtag zur Belastung pflegender Frauen (Enquetekommission Landtag NRW 2005) berichtet, dass besonders Töchter aus Gründen wie empfundenem Versagen oder Scham vielfach schlechter Grenzen setzen können und sich dadurch überlasten. Gleichzeitig müssen sie als „Sandwichfrauen" besonders häufig Doppelbelastungen verkraften. Außerdem neigen sie und Ehefrauen (unter anderem zum Schutz der Privatsphäre) in besonderem Maße dazu, sich keine Hilfe zu holen. Schäufele und Mitarbeiter (2005) können in MuG III auch unter Einbezug anderer Studien zeigen, dass Frauen bei der Pflege von Dementen höher belastet sind. Gleichzeitig erhöht sich das Belastungserleben auch dann, wenn die wahrgenommene Unterstützung gering ist und bei den Pflegenden die Einstellung besteht, dass die Pflege sich nicht lohnt. Somit spielen offensichtlich auch Aspekte der Sinnfindung eine wichtige Rolle. Bisherige Erfahrungen zeigen, dass in der Beratung selten zwischen Eltern- und Partnerpflege unterschieden wird, obwohl sich Motive für die Pflege und die bestehenden Konfliktlagen deutlich unterscheiden. So zeigt sich beispielsweise, dass Ehegatten Paar-fokussiert und weniger Ich-bezogen sind als pflegende Kinder trauern und darüber hinaus auch andere Verarbeitungsstrategien anwenden (Gröning 2007). Pinquardt und Sörensen (2003) zeigen, dass bei der Pflege von Dementen Ehepartner besonders stark unter „Verhaltensproblemen" der zu Pflegenden leiden.

°**Sozioökonomischer Status:** Auch der sozioökonomische Status spielt eine Rolle. So zeigen Erhebungen, dass pflegende Personen von höherem Status eine vergleichsweise höhere Belastung durch die Pflege empfinden. Erklärt wird dies

75

damit, dass sie möglicherweise auch mehr an eine gewisse Freiheit gewöhnt sind und das Leben mit einer schweren Krankheit, über die sie keine Kontrolle haben, schwerer fällt (Bujissen 1996). Der Erklärungsansatz wird bestärkt durch Daten, die zeigen, dass Personen mit einem höheren sozioökonomischen Status auch eine geringere Bereitschaft zur häuslichen Pflege zeigen.

Schäufele et al. konnten darstellen, dass die private Pflegeerfahrung (durch frühere Pflege eines anderen Angehörigen) die subjektive Belastung positiv beeinflusst.

°**Alter:** In Bezug auf das Alter berichtet der Frauengesundheitsbericht Bremen (Bremer Senator für Arbeit, Frauen Gesundheit und Soziales 2001), dass jüngere HPP wohl eher unter Doppelbelastungen neigen, während Ältere niedrigere eigene körperliche Grenzen haben. Die Auswirkungen aber bleiben unklar: Schäufele und Mitarbeiter (2005) finden keinen Zusammenhang zwischen Alter und subjektivem Belastungserleben.

Bujissen berichtet ohne Verweis auf Forschungsarbeiten auf weitere Prädiktoren einer höheren Belastung wie das gemeinsame Wohnen mit dem Hilfebedürftigen und die Qualität der Beziehung mit dem Hilfebedürftigen. Zudem ist nach Bujissen ein praktischer, problemlösender Coping Style (die Art und Weise, mit Stress umzugehen) belastungsentlastender als die „psychische Art" (Bujissen 1996, S. 31), bei der z.B. Probleme ignoriert und anderen Vorwürfe gemacht wird (vgl. Kapitel 3.3.1).

3.3.4.3 Potentielle Auswirkungen der Belastungssituation von pflegenden Angehörigen

Eine wichtige und vielfach untersuchte negative Auswirkung von chronischen Belastungssituationen ist die erhöhte Krankheitsanfälligkeit, die sich auch bei pflegenden Angehörigen zeigt.

°**Somatische Krankheiten:** Im somatischen Bereich lässt sich feststellen, dass besonders bei der Pflege von Bettlägerigen Schäden des Bewegungsapparates festzustellen sind. Gräßel (1998b) befragte Pflegende von dementiell und nicht dementiell Erkrankten mit Hilfe des Gießener Schemas[6]. Es zeigte sich, dass Caregiver von Nicht-Dementen in allen Beschwerdekomplexen ihre gesundheitliche Situation insgesamt günstiger bewerten als die von dementen Pflegebedürftigen. Insgesamt betrachtet weisen alle HPP-Gruppen signifikant höhere gesundheitliche Einschränkungen auf als vergleichbare Bevölkerungsgruppen, wobei männliche Pflegende noch stärker betroffen sind. Als Ursachen vermutet Gräßel Mikrotraumata wie Heben und Zubettbringen, Unterbrechung der Nachtruhe, Mangel an Ferien und damit verminderte Regenerationsfähigkeit, die nach dem Selyeschen Adaptationsprinzip (vgl. Kapitel 3.3.1) zu einer verringerten Immunabwehr führe. Bei den pflegenden Frauen leiden mehr als 85% an Gelenkbeschwerden, ein Viertel an starken bis sehr starken Schmerzen. Der Gesundheitsreport BKK (Betriebskrankenkasse 2007) zeigt, dass die Zahl der Arbeitsunfähigkeitstage bei

---

[6] Der Gießener Beschwerdebogen (GBB) ist ein Assessment-Instrument, mit dem subjektive Beschwerden wie Herzschmerzen, Magenschmerzen, Erschöpfung und Gliederschmerzen abgefragt werden und daraus Rückschlüsse auf die gesundheitliche Situation der Befragten gezogen werden können.

Frauen über 55 Jahren höher liegt als bei Männern und benennt unter anderem auch die Pflege von Angehörigen als mögliche Ursache.

°**Psychische Symptomatik:** Neben der Bedeutung von somatischen Krankheiten zeigt sich, dass pflegende Angehörige vor allem von Dementen selber psychisch krank werden bzw. psychische Symptome entwickeln können. Pinquart und Sörensen (2003) weisen in ihrer Metaanalyse nach, dass Depressivitäts-Symptome bei pflegenden Angehörigen häufiger auftreten als bei den Kontrollgruppen, wobei vor allem Verhaltensprobleme signifikant das Risiko erhöhen und damit auch Pflegende von Demenzkranken stärker gefährdet sind. Internationale Arbeiten von Gonzalez-Salvador et al. (1999) (im Falle dieser Studie speziell auf die informelle Pflege von Alzheimer-Patienten) und Vitaliano et al. (2003) bestätigen diese Zahlen. Die Enquetekommission NRW Landtag zur Belastung pflegender Frauen (2005) berichtet, dass 15% von älteren HPP an dem Gefühl der Lebensmüdigkeit leiden. Außerdem besteht ein erhöhter Missbrauch von Schlaf- und Beruhigungs- sowie Aufputschmitteln und Alkohol. Burnout-Symptome lassen sich ebenfalls und häufiger bei weiblichen Pflegenden feststellen (Heinemann-Knoch et al. 2005). Ein Sonderfall bilden pflegende Kinder und Jugendliche, die oft über Erschöpfung, körperliche Schmerzen und auch langfristig über psychische Traumatisierung und Depressionen klagen und eine erhöhte Suchtgefahr aufweisen.

°**Mortalität:** Auch eine erhöhte Mortalität ist durch die Belastung der häuslichen Pflege festzustellen. Nach einer Untersuchung von Schulz und Beach (1999) zeigt sich ein 1,6 fach höheres Sterberisiko, wenn Pflegende die Pflegesituation als sehr belastend empfinden. Wright kommt in einer Untersuchung von 1994 (zitiert in Gräßel 1998b) tendenziell zu einem ähnlichen Schluss.

°**Gewalt:** Gewalt durch informell Pflegende und gegen Pflegebedürftige als Folge von Überbelastung stellt ein nicht zu unterschätzendes Phänomen dar. Gräßel (1998b) weist beispielsweise auf einen nachweisbaren Zusammenhang zwischen einer hohen Gewaltrate gegen Demenzkranke und einem hohen Belastungsgrad hin. Meyer (2006) berichtet, dass sowohl psychische als auch physische Gewalt insbesondere bei Nicht-Inanspruchnahme von professioneller Hilfe öfter vorhanden sei. Allerdings, so Meyer, sei die Datenlage sehr ungenügend. Es gebe zwar Forschungsdaten, bei denen über 10% der Befragten über häusliche Gewalt berichten. Insgesamt aber stehen wirklich repräsentative Daten nicht zur Verfügung, und bisherige Forschungsarbeiten sind aufgrund hoher Probanden-Selektivität und niedriger Antwortraten eher gering in ihrer Aussagekraft. Außerdem zeigt sich eine heterogene Verwendung des Gewalt-Begriffes. So wird nach Meyer zum Beispiel die Vernachlässigung von Pflegebedürftigen nicht immer als Gewaltausübung betrachtet. Die LEANDER-Studie von Schacke und Zank (2006) enthält in der Befragung von informell Pflegenden von Demenzkranken unter anderem sieben Items [„ich werde lauter" (58%), „ich könnte meine Angehörigen vor Wut schütteln" (26%), „ich bin voll Groll, was mein Angehöriger mir zumutet" (26%); „ich schränke meinen Angehörigen in seiner Bewegungsfreiheit ein" (23%); „mir rutschen meine Angehörigen gegenüber abfällige Bemerkungen heraus" (19%); „ich fasse meine Angehörigen bei der Pflege schon mal härter an" (12%); „ich drohe meinem Angehörigen oder schüchtere ihn ein" (10%)], die zeigen, dass aggressive Tendenzen durch die Belastungssituation hervorgerufen werden. Als bedeutsame Korrelate von Gewalt identifizieren die Forscherinnen den sozioökonomischen Status (je geringer die Schulbildung, desto häufiger die Gewalt), die Wohnsituation (bei Zusammenleben in einem Haushalt höhere Gewaltrate), die Belastung durch Verhaltensstörungen des Pflegebedürftigen, die Akzeptanz der Demenz und das Selbstwert des Pflegenden. Weniger bedeutsam erscheinen Variablen wie das

79

Geschlecht des Pflegenden, die objektive Belastung durch Pflegeaufgaben, der Demenzgrad des Pflegebedürftigen (tendenziell aber höhere Gewaltneigung bei höherem Demenzgrad) und die Dauer der Pflegesituation. Auch hier zeigt sich also wie beim subjektiven Belastungserleben eine hohe individuelle Variation bei objektiv gleicher Belastung, die möglicherweise durch Verbesserung von Ressourcen wie professionelle Hilfe und Beratung oder besseres Verständnis der Krankheit positiv beeinflussbar ist.

3.3.4.4 Stabilität und Grenzen des häuslichen Pflegearrangements im Kontext des subjektiven Belastungserlebens von informell Pflegenden

In Anbetracht der gesetzlichen Vorgabe „ambulant vor stationär", die (s.o.) auch von den meisten Pflegebedürftigen geteilt wird, stellt sich als logische Folge die Frage, welche Grenzen bisherige häusliche Pflegearrangements zeigen und welche Faktoren zur Stabilität der heimischen Pflegesituation beitragen. Eine herausragende und bereits mehrmals zitierte Forschungsarbeit, die sich intensiv mit diesem Thema beschäftigt hat, ist MuG III (Möglichkeiten und Grenzen selbständiger Lebensführung in privaten Haushalten) von Schneekloth und Wahl (2005). In einer Teilstudie unterteilen Schäufele und Mitarbeiter auf der Basis der Befragungen von Hauptpflegepersonen die häusliche Pflegesituation ein in „stabil" (Betreuungsbedarf gedeckt, Pflegeperson nicht überbelastet, personelle Ressourcen vorhanden, kein Ende der häuslichen Versorgung absehbar), „Stabilität gefährdet" (Bedarf an Hilfe nicht ganz gedeckt, Heimeintritt ist in Betracht gezogen worden oder geplant, Ende innerhalb von 12 Monaten wahrscheinlich) und in „instabil" (Hilfebedarf nicht gedeckt, völlig überlastete oder nicht vorhandene Pflegeperson, Heimeintritt innerhalb der nächsten 6 Monate). Es zeigt sich, dass bei 28% der Pflegenden von Demenzkranken die Stabilität gefährdet ist und bei 3,3% instabil. Bei pflegenden von Nichtdementen betragen die Werte 14,3% und 1,3%. Mithilfe von logistischen

Regressionsanalysen bestimmten die Forscher Faktoren, welche die Stabilität des häuslichen Pflegearrangements beeinflussen. Es zeigt sich, dass die Wahrscheinlichkeit eines instabilen Pflegearrangements bei Männern vier Mal höher liegt als bei weiblichen Pflegenden. Weitere signifikante Prädiktoren für ein nahendes Ende der häuslichen Pflege bzw. für seine Instabilität waren „keine/geringe Unterstützung in der Rolle des Pflegenden" und „hohe subjektive Belastung der Hauptpflegeperson durch die Pflege". Schneekloth (2005) ergänzt in seinem Review Prädiktoren wie die schlechte, gesundheitliche Situation (besonders bei demenziell Erkrankten) und das Leisten nächtlicher Pflege. Nicht signifikante Prädiktoren bei Schäufele waren das Alter, die Beziehung Pflegender-Pflegeperson, Inanspruchnahme professioneller Dienste, die Anzahl der geleisteten Pflegestunden, die Schwere der Demenzerkrankung der zu pflegenden Person, die Ausprägung der nicht-kognitiven Symptome der zu pflegenden Person und das Ausmaß der Mobilitätseinschränkung der Pflegebedürftigen. In Bezug auf das Pflegeausmaß zeigt sich, dass pflegende Eheleute bei Pflegestufe III häufiger bereit sind, die Pflege im häuslichen Rahmen zu tragen, als pflegende Kinder etc.

Trotz der genannten Daten zeigt sich insgesamt, dass kaum objektive Grenzen für die häusliche Pflege festlegbar sind und vielmehr das subjektive Belastungserleben von Pflegenden eine entscheidende Rolle spielt. Hirono und Mitarbeiter kommen in ihrer Untersuchung zum gleichen Ergebnis und ziehen daraus den Schluss, dass Beratung und Schulung sowie optimierte Nutzung von sozialer Unterstützung zur Entlastung wichtig zur Vermeidung von Institutionalisierung sind (Hirono et al. 2002).

Der Fokus auf die Frage, wo die bisherigen Grenzen häuslicher Pflege liegen und wie diese erweitert werden können, ist ein wichtiger Ansatz, der allerdings auch das Potenzial in sich trägt, die Bedürfnisse des Pflegenden hinten anzustellen. Priorität muss demnach, wie beispielsweise Hedtke-Becker (1990) schreibt, haben, dass Pflegende sich ihrer eigenen Grenzen und Fähigkeiten bewusst und beim Prozess der Abgrenzung und Ablösung unterstützt werden. Es darf kein Dogma werden, die Grenzen der häuslichen Pflege um jeden Preis und auf Kosten des pflegenden Angehörigen immer weiter zu verschieben. An dieser Stelle tut sich zudem ein weiterer potentieller Konflikt auf, wenn der Wunsch des Pflegebedürftigen, zuhause bleiben zu können, den Grenzen des Möglichen beim Pflegenden konträr gegenüberstehen. An dieser Stelle muss sehr gut abgewogen werden, welche Lösungsansätze bestehen, um die Bedürfnisse aller Seiten zu befriedigen.

3.4 Die Inanspruchnahme von Beratung und professioneller Hilfe durch pflegende Angehörige

Die Nutzung der Kompetenzen von professionellen Diensten und Beratungsstellen durch pflegende Angehörige ist in den vorherigen Kapiteln wiederholt als wichtige Ressource zur Reduktion der Belastung und zur Verbesserung des Pflegearrangements bezeichnet worden. Hier stellen sich jedoch vor allem zwei Fragen:

1. Wie und in welchem Umfang nutzen pflegende Angehörige entsprechende Angebote?

2. Welche Barrieren erschweren die Nutzung von Beratungs- und Hilfeangeboten?

Eine große und aktuelle, internationale Studie, die sich intensiv mit dem Umfang der Nutzung von Hilfsangeboten und den Gründen für die (Nicht-)-Inanspruchnahme beschäftigt hat, ist das Eurofamcare-Projekt, welches in Deutschland durch Lamura und Mitarbeiter vertreten wird (Lamura et al. 2006). Die Forscher verfolgen das

82

Ziel, sich an der Weiterentwicklung einer zukünftig notwendigen besseren Integration von formeller und informeller Pflege sowie von verbesserten Maßnahmen zur Unterstützung pflegender Angehöriger zu beteiligen. Die Befragung von jeweils 1000 pflegenden Angehörigen in den Teilnehmerländern Deutschland, Schweden, Großbritannien, Polen, Griechenland und Italien ergab, dass Deutschland im internationalen Vergleich über ein gut ausgebautes Netzwerk professioneller Unterstützung verfügt, das allerdings a) nicht ausreichend für die steigenden Bedürfnisse ist und b) unzureichend genutzt wird. In Deutschland nutzen 22,2% mindestens einen Dienst (die vergleichbare Befragung von Schneekloth und Wahl von 2005 ergibt im Vergleich, dass nur 16% regelmäßig und 37% ab und an entlastende Beratungs- und Unterstützungsangebote nutzen). 16,4% gehen zu einer „instrumentellen Beratung" (medizinisches Wissen zur Krankheit, finanzielle Unterstützungsmethoden, Infos über Pflegedienste etc.), 8,1% berichten über die Teilnahme an psycho-sozialen Diensten, zu denen alle Formen der Beratung oder auch die Nutzung von Selbsthilfegruppen, die sich explizit an den Bedürfnissen von Caregivers ausrichten (auch in MuG III ist die Nutzung von Selbsthilfegruppen selten). Entlastungsangebote (z.B. Kurzzeitpflegeeinrichtungen) werden nur von einem Prozent der Befragten wahrgenommen, Schulungen von 2,1% (bei Schneekloth und Wahl haben weniger als 10% der Befragten eine Schulung genutzt, der Viertel haben sich alles selber beigebracht, ca. 40% Bücher gelesen und jeder Dritte hat Tipps von Bekannten bekommen). 0,8% geben an, Allgemeinärzte als Berater zu nutzen und bei 0,5% sind es Fachärzte. Ergänzende zu diesen Eurofamcare-Daten weisen Schneekloth und Wahl auf der Basis ihrer Befragungen darauf hin, dass zwar fast alle Befragten einen Hausarzt haben, aber gleichzeitig bei nicht verbesserter Mobilität im Vergleich zur Untersuchung aus den 1990er Jahren ein bedenklicher Rückgang der ärztlichen Hausbesuche zu verzeichnen ist. Ca. 60% der von Eurofamcare Befragten sind Zuwendungsempfänger von staatlicher Seite,

83

die Bundesrepublik erscheint im internationalen Vergleich nach Darstellung der Forscher am großzügigsten. Als wichtigste Hilfequelle zur Inanspruchnahme von Pflegeleistungen wird die Beratung durch Angehörige des Gesundheitssystems wie Ärzte und Pflegende gesehen (56,1%), dann folgen Familie, Freunde und Nachbarn (23,4%) als Informationsquelle und schließlich erst mit 12,6% Sozialdienste, Ämter und Beratungsstellen. Persönliche Erfahrungen von Pflegenden spielen immerhin bei 7,9% der Befragten eine wichtige Rolle.

Für die neu konzipierte Beratung nach § 7a SGB XI liegen noch wenige Erkenntnisse in Bezug auf die dominierenden Beratungsinhalte vor. Aus einer Umfrage der „Werkstatt Pflegestützpunkte" geht hervor, dass am häufigsten nach niedrigschwelligen Hilfen im Sinne des § 45a SGB XI gefragt wurde. Dazu kommen Beratungsinhalte wie Informationen über Verhinderungspflege, finanzielle Aspekte der Pflegeversicherung, die Einstufung in die Pflegeversicherung, die Auswahl von Hilfsmitteln, die Einrichtung eines Hausnotrufsystems und Fragen zur Haushalts- und Alltagshilfen (Michell-Auli et al. 2008). In einem Modellprojekt über unabhängige Patientenberatungsstellen nach § 65 SGB V waren neben finanziellen und krankenversicherungstechnischen Fragen auch Beschwerden (34% der Befragten), psychosoziale Anliegen (25%) und Adressenanfragen (Selbsthilfegruppen etc., 35%) wichtige Beratungsthemen (Seidel, Dierks 2005).

Die insgesamt festzustellende geringe Nutzung von Beratungsangeboten und Beratungsstellen ist nach Schneekloth und Wahl (2005) vor allem bei den rein privat getragenen, häuslichen Arrangements festzustellen, obwohl gerade hier eine regelmäßige Betreuung zur Stabilisierung der Pflegesituation, zur Entlastung der pflegenden Angehörigen und zur qualitativen Verbesserung der Pflege wünschenswert wäre. Im Modellprojekt über Patientenberatungsstellen nach § 65a SGB V (s.o.) werden im Vergleich weniger Menschen mit geringem Bildungsstand

84

beraten. Da diese Personengruppe nach verschiedenen Untersuchungen besonders zu Gesundheitseinschränkungen neigt, ist es nach Ansicht der Forscher wichtig, Strategien zu entwickeln, um diese Gesellschaftsgruppe zukünftig besser erreichen zu können (Seidel, Dierks 2005).

Informell Pflegende von Schwerpflegebedürftigen mit zum Teil besonderem Versorgungsbedarf greifen hingegen weitaus häufiger auf Beratung zurück, wenn gleichzeitig auch professionelle Pflegeleistungen die Versorgung ergänzen. Die Befragungen von Eurofamcare zeigen, dass als Grund für die Nichtinanspruchnahme von Diensten und Angeboten 67% angeben, diese nicht zu benötigen und 27,8% der Pflegepersonen eine negative Einstellung zu solchen Angeboten haben. Als weitere Gründe folgen mit 22,3% die hohen Kosten, bei 5,2% ein Informationsmangel, bei 1,7% die Nichtverfügbarkeit der Dienste, und bei 0,9% schlechte Erreichbarkeit. 2% geben darüberhinaus an, keine Nutzungsberechtigung zu haben und 1,4% verweigern sich wegen der komplizierten, bürokratischen Verfahren. Letzteres wird in Deutschland als die wichtigste Barriere beim Zugang zu Diensten gesehen und damit neben Italien am häufigsten von allen Ländern genannt. Vergleichend dazu zeigt sich in MuG III (Schneekloth, Wahl 2005), dass vor allem die Anerkennungs- und Einstufungspraxis der Pflegeversicherung als zu streng und zu bürokratisch empfunden wird. Ein zweites, wichtiges Hindernis sind die Kosten (8,2%), als Drittes Informationsdefizite über bestehende Zugangsmöglichkeiten, welche auch in der MuG III-Studie häufig beklagt werden. Eine zu große Distanz, Wartelisten, Qualitätsmängel, fehlende Akzeptanz und andere Gründe spielen eine eher untergeordnete Rolle. In Bezug auf benötigte, aber nicht genutzte Dienste werden zu hohe Kosten, Informationsdefizite, Verweigerung durch den Pflegebedürftigen und eine fehlende Zugangsberechtigung genannt. Die Aufgabe von eigentlich benötigten

Diensten wurde zusätzlich damit begründet, dass diese nicht mehr verfügbar waren oder nach Meinung der Befragten eine schlechte Qualität aufwiesen.

°**Fazit:** Aus den vorgestellten Daten lässt sich schlussfolgern, dass die Kosten für eine Pflegeberatung nicht zu hoch sein dürfen. Die geplante, kostenfreie Beratung nach §7a SGB XI geht dabei den richtigen Weg, allerdings bleibt die Hürde für pflegende Angehörige, die für den Pflegebedürftigen keine Pflegestufe erwarten dürfen, zu hoch. Schneekloth und Wahl fordern deswegen zurecht „niederschwellige Beratungsangebote", damit auch Helfer von Nicht-Pflegebedürftigen im Sinne des SGB XI die Möglichkeit haben, sich frühzeitig in ein Informationsnetz zu integrieren, um Überforderungen zu vermeiden und spätere Leistungsansprüche frühzeitig anmelden zu können. Außerdem stellen sie vor allem ein Bedarf an Case Management-Einrichtungen sowie einen Bedarf an vermehrter Stärkung der Selbsthilfepotenziale der Betroffenen und des privaten Hilfenetzes fest.

Sehr beachtenswert ist zudem die recht ausgeprägte negative Einstellung gegenüber Hilfeangeboten. Lamura und Mitarbeiter interpretieren dies als steigendes Maß an Selbstbestimmung bei den Nutzern und als Auftrag für Dienstleister, die Akzeptanz der eigenen Angebote zu erhöhen und diese bedürfnisorientierter zu gestalten. Dazu gehört nach Schmidt-Kaehler, Knatz und Krause (2008) auch eine Flexibilisierung und Anpassung der Beratungsformen. So spielt nach Darstellung der Forscher nicht nur die nahe liegende „Face-to-Face"- Beratung eine Rolle, sondern ebenso die telefonische Beratung als wahrscheinlich häufigste Form sowie der Kontakt über das Internet. Beide Alternativformen können zwar nicht immer den direkten Kontakt ersetzen, haben jedoch den Vorteil, dass sie schnell, unkompliziert, ortsungebunden und niederschwellig nutzbar sind und durchaus große Beratungsnähe bei gleichzeitiger Aufrechterhaltung von Distanz und Intimsphäre, wie dies auch bei der Telefonseelsorge bekannt ist, ermöglichen.

3. 5 Notwendige Inhalte und Aspekte der Beratung von pflegenden Angehörigen

Auf der Grundlage der bisher in Kapitel 3 erarbeiteten Daten soll nun dargestellt werden, welche Inhalte und Aspekte in einer umfassenden Pflegeberatung berücksichtigt werden müssen. Kapitel 3.5.1 beginnt mit der Darstellung allgemeiner Gesichtspunkte. Danach werden in den folgenden Unterkapiteln die darzustellenden Beratungsinhalte drei verschiedenen Beratungsdimensionen zugeteilt (vgl. auch Abb. 2, S. 75-1). Diese Dimensionen dienen der besseren Übersicht und Strukturierung und nicht der „Isolierung" ihrer Inhalte. Wie in den folgenden Ausführungen deutlich werden sollte, greifen die einzelnen Teile im Gegenteil ineinander und müssen somit in einem engen Austausch zueinander stehen.

3.5.1 Allgemeine, notwendige Gesichtspunkte einer best-practice-Pflegeberatung

°**Niederschwellig:** Als erster und sehr bedeutsamer Aspekt ließ sich aus den erarbeiteten Daten heraus zeigen, dass für eine wirklich effektive, bedürfnisorientierte Pflegeberatung ein niedrigschwelliger Zugang gewährleistet sein muss. Die große Zahl der informell Pflegenden von Hilfebedürftigen ohne Pflegestufe, die nicht selten eine schleichende Pflegebedürftigkeit entwickeln (vgl. Kapitel 3.2.1; Schneekloth, Wahl 2008), zeigt, dass Beratung früher als bei der Beantragung einer Pflegestufe und ohne monetären Hürden angeboten werden sollte, um das häusliche Versorgungsarrangement frühzeitig zu sichern, qualitativ zu unterstützen und die ebenso schleichende Zunahme der Belastung so gut als möglich zu reduzieren. Bujissen beschreibt in diesem Zusammenhang entlastende

87

Maßnahmen vor Beginn einer Pflegesituation: dazu gehören gemeinsame Gespräche mit Eltern und Geschwistern, in denen z.B. die eigene Bereitschaft zum Pflegen, Wünsche im Falle einer fortschreitenden chronischen Krankheit oder auch Grenzen einer zukünftigen häuslichen Pflegesituation (z.B. bei Demenz) durchgespielt werden könnten (Bujissen 1996). Im Falle einer schleichenden Zunahme von Hilfe- und Pflegebedürftigkeit könnten solche „präventiven", familiären Absprachen frühzeitig von Beratern initiiert werden, für die Familie Entscheidungssicherheit geben und damit einen bedeutsamen Stressfaktor entschärfen, bevor er überhaupt zum Tragen kommt. Niedrigschwellig kann zudem heißen, dass Beratung auf verschiedenen Wegen (Face-to-Face, Internet und telefonische Beratung) angeboten wird, um den unterschiedlichen Bedürfnissen entgegenzukommen. Gerade die mediale Beratung kann dabei helfen, Barrieren wie Zeitknappheit, große Distanzen oder Scheu vor dem Verlust der Anonymität zu umgehen (vgl. Kapitel 3.4). Internet kann zudem die Selbsthilfepotenziale der Betroffenen stärken, wenn entsprechende Angebote Möglichkeiten zur gezielten Eigenrecherche und Informiertheit bieten. Beispielhaft hierfür kann die Internetplattform „Patienten-Universität" von der Medizinischen Hochschule Hannover[7] genannt werden. Um keine neuen Barrieren aufzubauen, sollten die Internetseiten idealerweise einfach aufgebaut, auch für

---

[7] Die Internet-Plattform Patienten-Universität der Medizinischen Hochschule Hannover ist zu finden unter der Adresse http://www.patienten-universitaet.de/startseite/

Ein vergleichbares Angebot findet sich auch unter http://www.gesundheit.uni-hamburg.de/cgi-bin/newsite/index.php und unter http://www.patientenedukation.de/index.html in Verbindung mit zwei Patienteninformationszentren.

Sehbehinderte lesbar, intuitiv zu bedienen, gut strukturiert und interaktiv gestaltet werden (Schmidt-Kaehler 2005).

°**Zugehend:** Pflegeberatung muss zudem „zugehend" sein und pflegende Angehörige am frühestmöglichen Zeitpunkt des Pflegearrangements erreichen, um sicherzustellen, dass gerade in dieser Zeit pflegende Angehörige nicht überlastet (vgl. Kapitel 3.3.4) werden und zusammen mit dem Pflegenden und dem sozialen Umfeld ein klares, informiertes, bedürfnisgerechtes und individuell gestaltetes Pflegearrangement aufbauen können. Erfahrungen zeigen, dass gerade Pflegearrangements, in denen reine Geldleistungen in Anspruch genommen werden, zu späteren Zeitpunkten kaum mehr zugänglich und anfällig für Überlastung sind. Lummer (2006, S. 133) nennt als Möglichkeit für eine zugehende Beratung, dass Beratungsstellen auch stundenweise in externen Einrichtungen wie z.B. Kliniken vertreten sind, wenn dort keine eigenen Beratungseinrichtungen zur Verfügung stehen. Darüber hinaus müssen auch Bemühungen angestellt werden, um schwer zu erreichende Gesellschaftsgruppen wie Menschen mit niedrigem Bildungsstand und Migranten zu erreichen (vgl. Kapitel 3.4). Neben einem expliziten[8] muss somit auch ein impliziter[9] Beratungsauftrag formuliert werden (Brunner, Schönig 1990). Tritt Beratung erst zu einem späteren Zeitpunkt in Aktion, dann ist es notwendig, individuell auf die Phase einzugehen, in der sich der zu Beratende gerade befindet. Langjährige Pflegearrangements bleiben oft nicht in einem stationären Zustand, sondern entwickeln und ändern sich in Bezug auf die Belastung, die soziale und

---

[8] expliziter Beratungsauftrag: der Ratsuchende fordert aktiv Beratung ein.

[9] impliziter Beratungsauftrag: liegt vor, wenn das Beratungsangebot an den potentiell Ratsuchenden herangetragen wird.

familiäre Situation, aber auch in Bezug auf die Persönlichkeitsentwicklung und die Erfahrung des pflegenden Angehörigen. Beratung erscheint in Anbetracht dieses Prozesses nicht als einmaliges, schnell abschließbares Geschehen, sondern es muss eher als dauerhaftes Begleitinstrument des Pflegearrangements betrachtet werden, das flexibel auf die sich wandelnden Bedürfnissen des informell Pflegenden eingeht. Es erscheint somit sinnvoll, von Zeit zu Zeit einen „Check-up" anzustreben, in der nach Möglichkeit nicht nur in der Krise (und wenn es möglicherweise schon zu spät ist) gefragt wird: wo stehen wir, wo geht es hin, wie ist die Pflegesituation und wie hat sie sich verändert?

°**Zusammenarbeit:** Die beachtliche Zahl von informell Pflegenden, die keine beratenden und unterstützenden Hilfeleistungen in Anspruch nimmt (vgl. Kapitel 3.4), lässt, wie bereits ausgeführt wurde, eher weniger auf die „restlose Zufriedenheit" der Caregiver, sondern zumindest teilweise auch auf Uninformiertheit, Unzufriedenheit mit den Angeboten und die Präferenz anderer Informationsquellen wie z.B. Pflegenden und Ärzten schließen. Neben den bereits beschriebenen Aspekten sollte deswegen eine enge Zusammenarbeit und Verzahnung (und nicht die Konkurrenz!) von Beratungsstellen mit den genannten Berufsgruppen gesucht werden, um zu koordinierten und möglichst effektiven Hilfeangeboten zu kommen. Kriterien zu qualitativen und inhaltlichen Anforderungen müssen im Sinne der Bedürfnisorientierung immer wieder neu hinterfragt werden, um die Nähe zu den potentiell Ratsuchenden nicht zu verlieren.

3.5.2 Die medizinisch-pflegerische Beratungsdimension

Die medizinisch-pflegerische Beratungsdimension bezieht sich vor allem auf alle Aspekte, die dem unmittelbaren Wissen über und dem Umgang mit der Krankheit sowie der täglichen Pflegepraxis und Handlungskompetenz dienen.

Die Abschätzung der pflegerisch-praktischen Bedürfnisse des Care Recipients und die Abschätzung seiner Ressourcen sind zunächst zwei grundlegende Faktoren, um die gezielte Versorgung zuhause sicherzustellen (vgl. Kapitel 3.1). Bujissen (1996) empfiehlt, auch in der pflegerischen Beratung den Angehörigen nicht nur über pflegerische Aspekte, sondern auch (mit Hilfe verständlicher Literatur) über das aufgetretene Krankheitsbild und dessen Prognose zu informieren, um rehabilitative Möglichkeiten direkt zu integrieren oder wie bei der Demenz auf die oft vernachlässigten Notwendigkeit der Differenzialdiagnostik hinzuweisen (Schulz, 2004). Diese Forderung deckt sich mit den gesetzlichen Anforderungen in § 7a SGB XI (vgl. Kapitel 2). Je geringer die Ressourcen des Pflegebedürftigen sind, die Entscheidungen der pflegerischen Versorgung mit zu bestimmen, desto mehr gilt es, den pflegenden Angehörigen in die Entscheidungen zu integrieren und durch umfassende Information und das Nennen der verfügbaren Alternativen seine Autonomie zu stärken. Dabei sollten zudem pflegerische Vorkenntnisse und Vorstellungen der Caregivers in die Beratung mit einbezogen werden. Bei der Betreuung von chronisch Kranken gilt es, im Zuge der Beratung mit Pflegebedürftigen und den Angehörigen ein Langzeitkonzept zu erstellen, in dem nicht nur akute Situationen gemanagt, sondern auch in schubfreien Stadien den Betroffenen und ihren Pflegepersonen Möglichkeiten aufgezeigt werden, um die verbliebenen, gesunden Anteile zu fördern und Akutphasen, soweit möglich, zu verhindern. In Bezug auf Demenz verweist Schulz (2004) auf sinnvolle Beschäftigungs- und Betreuungsmöglichkeiten. Hier hat das Prinzip „Hilfe zur Selbsthilfe" große Bedeutung, um ein Verharren in Hilflosigkeit und das Gefühl des Ausgeliefertseins zu vermeiden (vgl. Kapitel 3.2.1.1). Das Organisieren von geeigneten Pflegekursen und häuslichen Pflegeschulungen mit Anpassung an die individuellen Bedürfnisse sollte Angehörigen die Möglichkeiten geben, ihr pflegerisches und medizinisches Wissen zu erhöhen, um gezielter und kompetenter mit der Pflegesituation umgehen und damit auch Sicherheit gewinnen zu können. So können Pflegetechniken erlernt und z.B. durch kinästhetische Ansätze sowie Beratung über bauliche Anpassung der Wohnung und technische Hilfsmittel körperliche Belastungen reduziert werden. Pflegerische Kompetenzen zielen aber nicht nur auf grundpflegerische Aspekte wie Waschen und Mobilisieren oder das Wechseln von Verbänden ab. Ein gutes Verständnis der Krankheit kann auch Pflegenden von Dementen helfen, das „problematische Verhalten", wie es in vielen Studien heißt (vgl. Kapitel 3.3.4.2), als „herausforderndes Verhalten" (Bartholomeyczik et al. 2006) zu verstehen und konstruktivere Wege zum Umgang zu finden, so wie sie beispielsweise im „Türöffnungskonzept" (KDA 2001) beschrieben sind. Hier gilt es, frühzeitig die potentiellen Prozesse hin zu Gewalt, Überforderung und Entfremdung aufzuhalten.

3.5.3 Die psycho-soziale und systemische Beratungsdimension

Die Analyse der Arbeits- und Belastungssituation von Pflegepersonen (insbesondere von chronisch Kranken) zeigt, dass sozio-kulturelle, familiäre, intra-psychische und andere Faktoren des sozialen Umfeldes das subjektive Belastungserleben und die Stabilität des häuslichen Pflegearrangements erheblich beeinflussen. Deswegen bedarf es einer psycho-sozialen und systemischen Beratungsperspektive, um die genannten Aspekte in den informellen Pflegepakt zu integrieren.

Die Kapitel 3.2 und 3.3 konnten zeigen, dass der Umgang mit der Pflegesituation und das subjektive Belastungsempfinden von verschiedenen persönlichen und sozialen Variablen wie dem Alter, der kulturellen Herkunft, dem Geschlecht und dem sozioökonomischen Status abhängig sind, welche in der Beratung berücksichtigt werden müssen. Dazu gehören je nach Lebensphase die speziellen Gefährdungen wie die geringere körperliche Belastbarkeit von älteren Pflegenden

92

oder die Doppelbelastung von jüngeren Pflegenden mit Familie („Sandwichfrauen"). In Migrantenfamilien sind die heterogenen Vorstellungen von Pflege und Krankheit oder auch religiöse Besonderheiten in die Pflegeübereinkunft zu implementieren.

Insbesondere die stark belasteten Hauptpflegepersonen müssen nach Möglichkeit am Anfang des Pflegearrangements und mit Hilfe der Beratung die Gelegenheit erhalten, eine gut informierte und umfassende Entscheidung zu treffen. Dazu gehören neben dem bereits angesprochenen Wissen über die Krankheit und dem praktisch-pflegerischen Know-how auch Aspekte wie:

- wie lange könnte die Pflegesituation dauern und was bedeutet das für mein Leben?

- welche zeitlichen Ressourcen werden pro Woche jetzt und (prognostisch) in Zukunft voraussichtlich benötigt? Wie kann ich darin Freiräume für mich, meine sozialen Kontakte und meine Freizeit einbauen?

- Welche Rolle spielt meine Familie in diesem Arrangement und wie können die verschiedenen Bedürfnisse (und auch die der Hauptpflegeperson!) miteinander verknüpft werden. Bujissen empfiehlt, typische Fragen wie „was muss ich alles tun" durch „was brauche ich noch alles, um…" zu ersetzen und damit das Einbinden von Familienangehörigen zu betonen (vgl. Bujissen 1996, S. 53).

Die frühzeitige Abschätzung der möglichen Folgen und Stressfaktoren dient nicht dazu, Angst zu verbreiten, sondern dafür, um den pflegenden Angehörigen die Möglichkeit zu geben, sich mit ihrer Rolle und ihren Motiven auseinanderzusetzen und zu einem dauerhaft tragfähigen Arrangement zu gelangen. In Anbetracht der starken und sich wandelnden Belastungsfaktoren insbesondere bei der Pflege von chronisch Kranken muss Beratung immer neu bei der Herausforderung helfen, wie die Pflegeaufgabe in den Alltag integriert und wie Rollenumverteilungen im familiären System bewältigt werden können. Die Planung und Koordinierung von konkreten Maßnahmen muss stets in Zusammenhang mit dem sozialen Umfeld, der Lebensqualität der Betroffenen und der individuellen Lebensgestaltung verwoben werden.

Die Hauptpflegepersonen bedürfen in Anbetracht der geringen sozialen Anerkennung (vgl. Kapitel 3.3.4) einer intensiven, emotionalen Unterstützung in Form von Lob, Anerkennung und Bestärkung in ihrer Arbeit. Fachliche Überlegenheit der Berater sollte mit Wertschätzung für die Leistung und die Erfahrungen der Pflegenden verbunden werden. Da die Pflegenden unter Umständen zu wenig Möglichkeiten haben, über ihre Sorgen zu reden, sollte Beratung auch ein Forum sein, in dem nicht immer nur geraten, sondern auch einfach mal zugehört werden kann. Dabei sollte auch immer das Augenmerk auf Zeichen der Überbelastung oder von Burnout liegen, um die Gefahr instabiler Pflegearrangements frühzeitig erkennen und mit Hilfe von gezielten und individuell angebrachten Entlastungsmaßnahmen intervenieren zu können. An dieser Stelle sind z.B. die Organisation von Tagespflege, die Integration von ambulanter Pflege oder auch Schulungen zum Erlernen von Stressbewältigungskonzepten oder von Entspannungsübungen denkbar. Aber auch intra-psychische und psycho-soziale Faktoren, die dazu führen, dass die Pflegeperson die Pflege „überdreht" und mangelhaft Grenzen setzt (vgl. Kapitel 3.2.3), bedürfen der Reflexion.

Die Kapitel 3.2 und 3.3 zeigen, dass der Umgang mit der Pflegesituation und das subjektive Belastungsempfinden von verschiedenen persönlichen und sozialen Variablen wie dem Alter, der kulturellen Herkunft, dem Geschlecht und dem sozioökonomischen Status abhängig sind, welche in der Beratung berücksichtigt

94

werden müssen. Dazu gehören je nach Lebensphase die speziellen Gefährdungen wie die geringere körperliche Belastbarkeit von älteren Pflegenden oder die Doppelbelastung von jüngeren Pflegenden mit Familie. In Migrantenfamilien sind die eventuell anderen Vorstellungen von Pflege und Krankheit oder auch religiöse Besonderheiten in die Pflegeübereinkunft zu implementieren (vgl. Kapitel 3.2.1).

Sinnvoll erscheint auch eine enge Zusammenarbeit zwischen Beratern und Selbsthilfegruppen, um den pflegenden Angehörigen die Möglichkeit zum Austausch mit anderen Pflegepersonen zu geben. Selbsthilfeorganisationen bieten zudem die Chance, Pflegepersonen und die häusliche Pflegetätigkeit an sich aus der gesellschaftlichen Isolation zu helfen und Probleme öffentlich zu machen.

Die erwartete, zukünftige Bedeutungszunahme von professionell Pflegenden im häuslichen Pflegesetting (vgl. Kapitel 3.2.2) bedarf eines engen Austauschs zwischen dem informellen und institutionellen System. Beratung kommt hier der Aufgabe zu, zwischen den verschiedenen Wert- und Zielvorstellungen zu vermitteln, um eine qualitativ hochwertige Pflege mit ausreichender Berücksichtigung der Bedürfnisse und der Individualität der Pflegenden und Pflegepersonen sicherzustellen.

3.5.4 Rechtliche und sozialversicherungstechnische Beratungsdimension

Trotz der Notwendigkeit, die individuellen Bedürfnisse der Betroffenen zu berücksichtigen, darf nicht vergessen werden, dass der Gesetzgeber im Rahmen der Pflegeversicherung klare Vorgaben darüber macht, welche Personen Anspruch auf Sach- und Geldleistungen haben (vgl. Kapitel 2.1 / 3.1). Deswegen bedarf es einer sozialversicherungsfachlichen Beratung, die die Wahlmöglichkeiten (z.B. zwischen Geld-, Sach- und Kombileistungen) aufzeigt und entsprechend der Bedarfe der

Pflegebedürftigen und der pflegenden Angehörigen die Unterstützungsmöglichkeiten ausschöpft. Wie bereits dargelegt, dürfen die Berater zwar keine Einschätzung der benötigten Pflegestufen nach § 15 SGB XI vornehmen (und sie sollten es auch nicht vornehmen können, da sonst ein schwieriger Rollenkonflikt entstünde). Allerdings können sie eine wichtige Rolle spielen, um auf den Besuch des Medizinischen Dienstes vorzubereiten und zum Beispiel mit Hilfe eines Pflegetagebuches (VdAK 2008) systematisch den tatsächlichen Pflegebedarf darzulegen. Die häufigen Konflikte mit dem Medizinischen Dienst bei der Einstufung zeigen zudem, dass ein Bedarf an rechtlicher Beratung bis hin zu einer anwaltlichen Schutzfunktion (Schaeffer 2001, S. 57) besteht, um sich mit geeigneten Mitteln gegen potenzielle Fehleinstufungen wehren zu können. Die bis dato geringe Ausschöpfung von Möglichkeiten wie der Tages- und Nachtpflege sollte durch eine entsprechende Beratung und unter Berücksichtigung der dargestellten psycho-sozialen Faktoren und der subjektiven Belastung von Hauptpflegepersonen verbessert werden, um das häusliche Pflegearrangement stabil zu halten und den persönlichen Freiraum der Pflegenden zu erhöhen. Neue im Rahmen des Pflege-Weiterentwicklungsgesetzes geschaffene Möglichkeiten wie Leistungen bei Pflegezeit (§ 44a SGB XI) oder bei erheblichem Betreuungsbedarf (§ 45a SGB XI) erhöhen hier den Spielraum in der finanziellen Unterstützung der Pflegenden. Die bereits in Kapitel 3.5.2 dargelegte Notwendigkeit der Beratung zu rehabilitativen Maßnahmen sollte durch Ausschöpfungen der Rehabilitationsleistungen ergänzt werden. In der Sterbephase sollten Unterstützungsmöglichkeiten der palliativen Pflege in der Beratung berücksichtigt werden.

Neben den erwähnten Konflikten mit dem MDK kann in der Pflegeberatung aber auch bei anderen Kontroversen wie z.B. Qualitätsbeschwerden oder

Auseinandersetzungen mit der Pflegeversicherung Unterstützung ermöglicht werden.

3.6 Zusammenfassung

Die Zahl der zuhause zu versorgenden Pflegebedürftigen nimmt im Rahmen des demographischen Wandels stetig zu. Insbesondere der steigende Anteil an hochaltrigen Menschen ist dafür verantwortlich, dass immer mehr Personen Pflege- und Hilfebedarf haben. Der Gesetzgeber definiert nach § 14 SGB XI Pflegebedürftigkeit vor allem durch körperlich-manuelle Bedarfe wie Hilfe beim Waschen, bei der Mobilisation etc. Das Ausmaß des Hilfebedarfs bzw. des Anspruchs auf Geld- und Sachleistungen wird durch die Einteilung in Pflegestufen festgelegt. Aus den Vorgaben der Pflegeversicherung ergibt sich die „rechtliche und sozialversicherungstechnische Beratungsdimension", die pflegende Angehörige und Betroffene über die verschiedenen Leistungen und ihre Alternativen informiert, bei Unstimmigkeiten mit der Pflegeversicherung unterstützt sowie in Frage kommende Sach- und Geldleistungen zur Entlastung der pflegenden Angehörigen eruiert.

Auf pflegewissenschaftlicher Ebene wird die Definition der Pflegeversicherung zwar kritisiert, erarbeitete Gegenentwürfe konnten sich jedoch nicht durchsetzen, da sie in der Praxis kaum erfüllbar oder lückenhaft erscheinen. Deutlich wird jedoch im wissenschaftlichen Diskurs, dass insbesondere psycho-soziale Aspekte von Pflegebedürftigkeit mehr berücksichtigt werden sollten, da das Auftreten von Pflegebedürftigkeit für den Betroffenen ein krisenhaftes und in seinen Auswirkungen komplexes Geschehen darstellt, das nicht nur von medizinischen und praktisch-pflegerischen Aspekten, sondern auch stark davon abhängig ist, wie hilfreich die Coping-Strategien des zu Pflegenden und seine intra- und extraindividuellen Ressourcen sind. Insbesondere Pflegebedürftige mit chronischen

Erkrankungen, die mit kognitiven Einschränkungen, intermittierenden Schüben und Akutphasen einhergehen können, brauchen ein starkes, soziales Netz, um Herausforderungen wie die Behandlungs- und Diagnose-„Odyssee" und Einschränkungen in Bezug auf Autonomie, Selbständigkeit und Sicherheit bewältigen zu können. Aus den Bedarfen und Bedürfnissen von Pflegebedürftigen ergeben sich somit ein breites Spektrum an Aufgaben für das soziale Umfeld, in dem überwiegend eine Hauptpflegeperson, die zumeist weiblich ist und aus dem engen Familienkreis kommt, für die Pflege verantwortlich ist. Die Pflegetätigkeit führt in vielen Fällen zu einer starken körperlichen und psychischen Belastung. Dabei ist erschwerend, dass das Pflegearrangement Auswirkungen auch auf andere Bereiche des Lebens wie die Familie und die Erwerbstätigkeit und auch auf die eigenen (Freizeit-) Bedürfnisse hat. Vor allem die Pflege von Dementen und der Umgang mit affektiven Störungen sowie stark belastende Aspekte wie „Rund-um-die-Uhr-Pflege" führen zu Rollenkonflikten, sozialer Isolation und Entfremdungsprozessen vom Pflegebedürftigen. Als Folge von möglicher Überlastung drohen Negativfolgen wie Burnout, psychische und physische Erkrankungen und sogar ein erhöhtes Mortalitätsrisiko. In Bezug auf den Pflegenden leidet die Pflegequalität und auch psychische und physische Gewalt am Care Recipient kann zunehmen. Letztlich ist auch die Stabilität des Pflegearrangements gefährdet. Das subjektive Belastungsempfinden, das gerade in Bezug auf die beschriebenen Folgen von Überbelastung eine bedeutsame Rolle spielt, ist jedoch nicht nur von objektiven Stressoren, sondern vor allem von individuellen Variablen abhängig: so spielen schon zu Beginn des Arrangements die Tragfähigkeit der Motive, die Caregiver zur Übernahme der Pflege bewogen haben, eine wichtige Rolle. Und auch persönliche und soziale Faktoren wie Alter, Geschlecht, kultureller Background und der sozioökonomische Status führen zu einem ganz unterschiedlichen Erleben von häuslicher Pflege trotz objektiv vergleichbarer Belastungsfaktoren. Zudem brauchen

98

informell Pflegende konstruktive Coping-Strategien und intra- sowie extraindividuelle Ressourcen wie Wissen über die Krankheit und die zu leistende Pflege, soziale Anerkennung, Wertschätzung und Unterstützung.

Die „medizinisch-pflegerische Beratungsdimension" soll dabei helfen, die pflegerisch-technischen und medizinischen Kompetenzen der Pflegenden zu erhöhen, um die Pflegequalität zu erhöhen, den Umgang auch mit kognitiv eingeschränkten Pflegebedürftigen zu erleichtern und die eigene körperliche Belastung zu reduzieren. Allerdings reicht sie nicht aus, um die beschriebenen komplexen intrapsychischen und familiär-sozialen Prozesse konstruktiv zu bewältigen. Die „psycho-soziale und systemische Beratungsdimension" ist deswegen notwendig, um ein tragfähiges soziales Netz zu sichern, in der die Bedürfnisse aller beteiligten Parteien berücksichtigt werden und vor allem die Hauptpflegeperson Copingstrategien und Ressourcen entwickeln kann, damit die pflegerische Belastung nicht zur Überforderung wird. Hilfreich ist in diesem Zusammenhang auch die Nutzung von Selbsthilfegruppen, um den Austausch mit anderen Betroffenen zu ermöglichen. Das Ziel, „die Pflegenden zu pflegen" (Hedtke-Becker, 1990), muss somit auch in der Angehörigenberatung als wichtiger Teil des Auftrages betrachtet werden.

Da die Nutzung von professionellen Pflegediensten in Zukunft wohl zunehmen wird, ist auch die gute Kooperation des informellen Systems mit den externen institutionellen Systemen ein wichtiger Faktor, der durch für die Beratung unterstützt werden kann.

Pflegeberatung in den beschriebenen Beratungsdimensionen kann jedoch nur zufriedenstellend gelingen, wenn er die Betroffenen in ausreichendem Maße erreicht. Deswegen sind neben den genannten Inhalten auch einige grundsätzliche Aspekte zu beachten wie:

- die Sicherstellung eines niedrigschwelligen Zugangs,

- der Aufbau früher, zugehender und präventiver Beratungsangebote,

- Strategien zum Erreichen von schwer zugänglichen Gesellschaftsgruppen wie Migranten und Menschen mit niedrigem Bildungsstand und

- die Implementation von Evaluationskonzepten, um Beratungsbedürfnisse und Beratungsqualität immer neu zu hinterfragen.

Wer wird gepflegt?

Hilfe- und Pflegebedürftige aller Pflegestufen; Pflegebedürftigkeit korreliert mit Alter ; chronisch Kranke (Demenz!) → Mobilitätsverlust, kognitive Einschränkungen, Verlust von Alltagskompetenzen, affektive Störungen…; Singles zunehmend, mit Kinder oder Ehepartner in einem Haushalt: ältere Migranten

Wer pflegt?

- nächste Angehörige, Familie, Freunde; drittes und viertes Lebensalter; **HPP** zumeist Frauen; schwächer werdendes soziales und familiäres Netzwerk→ zunehmende Bedeutung der ambulanten Krankenpflege

Motive

z.T. fehlender Entscheidungsprozess; familiärer/ sozialer Druck ; ethisch –religiös, Pflichtgefühl, emotional, Selbstverständlichkeit, individuell-biografische Facetten, Sinngebung, Sicherung von Erbe und Vermögen

Aufgaben der pflegenden Angehörigen

Pflege; Haushalt; Verwaltung /Bürokratie; Koordination, Vermittlung und Kontrolle der professionellen Instanzen; emotionale Hilfe und Fürsorge, Umgang mit herausforderndem Verhalten des Pflegebedürftigen, Beaufsichtigung, Motivation,

Positiveffekte

- sich nützlich fühlen, Stolz empfinden; engere Beziehung zum Pflegebedürftigen; Persönlichkeitswachstum

Belastungsformen

- Überforderung zu Beginn des Pflegearrangements, ;„Rund-um-die Uhr-Verfügbarkeit" über Jahre; fehlende Nachtruhe; fehlende Freizeit; ökonomische Belastung; fehlende Hilfsmittel und Wohnungsbarrieren; fehlende soziale Anerkennung/ Wertschätzung ; Konflikt informelles / institutionelles System ; Beziehungs- und Familienprobleme ; Nachlassen sozialer Kontakte / Isolation; Beziehungsverlust / Entfremdung

Variation des Belastungserlebens

- höhere Belastung…von Ehepartnern Frauen ;… bei höherem sozioökonomischen Status ; … bei fehlender Pflegeerfahrung; … Wohngemeinschaft Pflegender / Pflegebedürftiger; … bei fehlenden konstruktiven Coping Styles und Ressourcen

Potentielle Auswirkungen einer hohen Pflegebelastung-somatische /psychische Krankheitsanfälligkeit ; erhöhte Suchtgefahr / Burnout / (höhere Mortalität) ; psychische und physische Gewalt gegen Pflegebedürftige; Stabilitätsverlust und Aufgabe des häuslichen Pflegearrangements (bei hoher subjektiver Belastung)

Abbildung 1: Situation und Belastung pflegender Angehöriger- ein Überblick

101

4. Zum Begriff der Beratung und Grundpositionen im beratungstheoretischen Diskurs

4.1 Einführung in den Begriff der Beratung

°**Definition:** Der Begriff „Beraten" kann in der deutschen Sprache in einer transitiven und reflexiven Form und damit auch in zwei unterschiedlichen Bedeutungen genutzt werden. Die reflexive Form „sich beraten" drückt eine Form der Kommunikation aus, in der zwei oder mehr Personen versuchen, in Bezug auf einen Sachverhalt zu einem Konsens bzw. zu einer von allen Parteien akzeptierten Handlungsentscheidung zu gelangen. In der transitiven Form („jemanden beraten") wird eine Handlung beschrieben, in der es darum geht, einer oder mehreren Personen einen unverbindlichen Rat zu geben oder einen Handlungsvorschlag zu machen. Unverbindlich heißt, dass es der beratenen Person überlassen ist, ob sie den Handlungsvorschlag ablehnt oder akzeptiert. Beide Formen von Beratung vereint, dass sie sich durch nicht-bevormundende, soziale und kommunikative Beziehung auszeichnet (Dewe, Scherr 1990). Jemanden zu beraten ist keine per se professionell gestaltete Tätigkeit. Alltägliche, informelle Beratung ist als Unterstützungsleistung zwischen Angehörigen, Freunden und Arbeitskollegen im Sinne von freundschaftlichen und kollegialen Gesprächen zu verstehen. In sogenannten halbformellen Beratungen wird der Beratende in seiner Eigenschaft als Vertreter seiner Profession aktiv, um aus der Perspektive seines Fachgebiets (also z.B. aus pflegerischer Sicht) zu beraten. Echte, formelle Beratung wird dadurch definiert, dass sie von professionellen Beratern einer Beratungsstelle und mit ausgewiesener Beratungskompetenz durchgeführt wird (Sickendiek, Engel, Nestmann 1999 / Engel 2006). Professionelle Beratung ist in verstärktem Maße seit den 1960er Jahren zu finden (vgl. Engel 2006, S. 9) und wird vermehrt im Kontext einer zunehmend komplexen und vernetzten Welt nachgefragt. Unterstützungsbedarf entsteht hier durch die Konfrontation mit einer modernen, ständig im Wandel begriffenen Gesellschaft, die für die darin lebenden Menschen eine zunehmend unüberschaubare, unberechenbare und langfristig kaum planbare Lebensperspektive bereit hält. Traditionelle Interpretationsmuster und Handlungsorientierungen verlieren ihre Gültigkeit und Zuverlässigkeit, und die von Eltern noch erlernten Bewältigungskompetenzen reichen oft in einer solchen Lebenswelt nicht mehr aus. Viele Entscheidungen, die früher durch klare, soziale Beziehungen und Fremdbestimmtheit geregelt wurden, müssen (gerade auch im Gesundheitsbereich) immer häufiger selbst bestimmt und verantwortet werden (Nestmann 1997 / Schaeffer, Schmidt-Kaehler 2008). Beratung als Instrument zur Bewältigung von Krisen und als Lebenshilfe tritt damit auch partiell an die Stelle des Geistlichen in einer zunehmend säkularisierten Gesellschaft (McLeod 2004).

Im Gegensatz zum alltäglichen Beratungsgespräch mit einem gewachsenen, sozialen Umfeld gehört der formelle Berater mit Ausnahme der Beratungssituation nicht dem Lebensbereich des zu Beratenden an. Dies bedeutet, dass mit der Beratung erst eine Beziehung und ein Vertrauensverhältnis entstehen müssen. Zu Beginn des Beratungsprozesses werden diese Elemente übergangsweise durch die Erwartungen des Klienten an die berufliche Kompetenz des Beraters ersetzt (Schubert-Hadeler 2002).

Professionelle Beratung unterliegt keiner ausdrücklich bestehenden Beratungstheorie, und es existiert auch keine „Beratungswissenschaft", die dieses Handlungsfeld unabhängig von einzelnen, beratenden Berufsfeldern beschreibt (Engel 2006). Entsprechend eines allgemeinen Trends in unserer modernen Gesellschaft besteht also auch im beratenden Handlungsfeld die Tendenz zur

Spezialisierung, was einerseits die Gefahr in sich birgt, den ganzheitlichen Blick auf die zu Beratenden zu verlieren (Brunner, Schönig 1990), andererseits aber die Vitalität von Beratung ausmacht (McLeod 2004). Aus der Spezialisierungstendenz resultiert, dass auch keine einheitlichen Beratungskonzepte oder Definitionen bestehen, sondern dass diese zumeist im Kontext ihres Berufsfeldes zu betrachten sind (ebd. S. 25f.).

Sickendiek, Engel und Nestmann definieren im Zusammenhang mit sozialpädagogischer und psychosozialer Arbeit Beratung als „... *eine Interaktion zwischen zumindest zwei Beteiligten, bei der die beratende(n) Person(en) die Ratsuchende(n) – mit Einsatz von kommunikativen Mitteln – dabei unterstützen, in bezug auf eine Frage oder auf ein Problem mehr Wissen, Orientierung oder Lösungskompetenz zu gewinnen. Die Interaktion richtet sich auf kognitive, emotionale und praktische Problemlösung und -bewältigung von KlientInnen oder Klientsystemen (Einzelpersonen, Familien, Gruppen, Organisationen) sowohl in lebenspraktischen Fragen wie auch in psychosozialen Konflikten und Krisen.“* Die Autoren weisen zudem darauf hin, dass Beratung präventive, kurative und rehabilitative Aufgaben erfüllen kann und Schwierigkeiten nicht immer in Gänze behoben werden, sondern oft nur gemildert und reduziert oder Betroffene dabei unterstützt werden können, sich mit den Folgen von Problemen zu arrangieren (vgl. Sickendiek, Engel, Nestmann 1999, S. 13).

Eine zweite, ebenfalls sehr umfassende Definition von Dorsch erweist sich als bedeutsam, weil sie noch stärker den Gedanken des „Empowerments“ von zu Beratenden betont, der insbesondere im Bereich der psychosozialen Beratung stark vertreten ist:

104

„Beratung ist ein vom Berater nach methodischen Gesichtspunkten gestalteter Problemlösungsprozess, durch den die Eigenbemühungen des Ratsuchenden unterstützt/optimiert bzw. seine Kompetenzen zur Bewältigung der anstehenden Aufgabe/des Problems verbessert werden. Beratung vollzieht sich im Medium sozialer Interaktion und wird daher i.w.S. als Kommunikationsprozess zwischen zwei oder mehr Interaktionspartnern verstanden." (vgl. Schubert-Hadeler 2002, S. 69). Dewe und Scherr betonen unter Ergänzung eines Zitates von Nestmann von 1988, dass Freiwilligkeit ebenfalls unabdingbar zur Beratung gehört. Dazu unterscheiden sie Abbruchfreiheit (es besteht kein Zwang zur Fortführung einer begonnenen Beratung) und Freiwilligkeit der Teilnahme an Beratung (es besteht kein Zwang zur Initiierung) sowie die Autonomie des zu Beratenden in der Frage, ob er die erarbeiteten Empfehlungen und Ratschläge annimmt oder nicht. Außerdem sei, so die Autoren, auch die Glaubwürdigkeit des Beraters unabdingbar insofern, als dass er keine anderen als die angegebenen Ziele verfolgen dürfe. Auch Brunner und Schönig machen in ihrem „Umriss einer Beratungstheorie" die Freiwilligkeit zu einer notwendigen Grundlage von Beratung und bezeichnen jegliche Implementation von Aufsicht und Kontrolle als contradictio in adiecto[10] (Brunner, Schönig 1990). Nestmann, Engel und Sickendiek kritisieren im Rahmen der von ihnen aufgeworfenen Frage, ob „Zwangsberatung" noch Beratung ist, die häufig durch den Gesetzgeber vorgeschriebenen Orientierungs- und Lenkungsverfahren und die Kontrollfunktionen solcher Angebote, welche die Hilfe und Unterstützungsintention in den Hintergrund treten ließen. Beratung wird aus ihrer Sicht und in diesem Zusammenhang zu einem „Euphemismus für ein Pflichtprogramm", in dem es nur noch um den „unverblümten Anspruch auf

---

[10] contradictio in adiecto: ein Widerspruch in sich.

105

Wohlverhalten von Klientinnen und Klienten" gehe (vgl. Nestmann, Engel, Sickendiek 2004, S. 602).

°**Kommunikationstheorien:** Wie aus den obigen Definitionen ersichtlich wurde, ist Beratung ein kommunikativer Prozess, sodass es notwendig erscheint, ihn aus kommunikations- und interaktionstheoretischen Ansätzen heraus zu betrachten. Watzlawick macht mit dem ersten und bekanntesten Axiom seiner Kommunikationstheorie (Watzlawick 1969), „man kann nicht *nicht* kommunizieren", deutlich, dass jede noch so passive Ausdrucksform einer Person bereits Kommunikation ist und vom Gegenüber gewertet und registriert wird. Das Axiom, dass sich menschliche Kommunikation digitaler (gesprochener) und analoger (nonverbaler) Äußerungen bediene, ergänzt die erste Regel. Watzlawick weist zudem darauf hin, dass Kommunikationsabläufe asymmetrisch oder symmetrisch sein können. Die kommunikative Beziehung zwischen dem Berater und dem oder den zu Beratenden zeichnet sich primär durch eine gewisse Asymmetrie aus zwischen dem „wissenden Experten" und dem „unwissenden Laien" (Dewe, Scherr 1990). Wie obige Definitionen zeigen, zielen die meisten Beratungskonzeptionen darauf ab, die Asymmetrie auszugleichen und durch Deutungen, Ratschläge, Empfehlungen und Informationen so zu beraten, dass der Hilfesuchende in seiner Autonomie, Selbstlenkung und Eigenverantwortung gestärkt wird und somit wieder selbständig, planen, entscheiden, handeln oder sich orientieren kann. Im optimalen Fall hat sich der Berater also zum Ende des Prozesses „überflüssig" gemacht (vgl. Sanders 2004, S. 798). Paul Watzlawick postulierte zudem, daß Kommunikation immer Aspekte des Inhalts und Aspekte der zwischenmenschlichen und sozialen Beziehung aufweist. Friedemann Schulz von Thun erweiterte den Ansatz von Watzlawick, indem er von vier Seiten einer Nachricht spricht: der Sach- bzw. Inhaltsebene, der Beziehungsebene, der Ebene der

106

Selbstoffenbarung und der Appellebene. Während die Sachseite die intendierte Mitteilung (z.B. ein Verbesserungsvorschlag für die pflegerische Praxis) enthält, sagt die Selbstoffenbarungsseite etwas über das Selbst des Senders ("ich bin verärgert") und seinen mit der Nachricht verbundenen Appell ("machen Sie das nie wieder") aus. Die Beziehungsseite enthält Informationen über die Beziehung zwischen Sender und Empfänger (z.B. Mann zu Frau etc.). Diese vier Seiten einer Nachricht unterliegen der subjektiven Wahrnehmung und Interpretation. Der Empfänger der Nachricht kann den Schwerpunkt seiner Wahrnehmung und Interpretation auf verschiedene dieser vier Aspekte legen. Aspekte der Beziehung, der Selbstoffenbarung und des Appells sind den Beteiligten, wenn sie im Alltag kommunizieren, oftmals nicht bewusst und werden daher auch häufig nicht beachtet. Dies kann jedoch zu Problemen der Kommunikation führen, wenn nämlich diese Aspekte die sachlichen Gesichtspunkte dominieren und nicht entsprechend geklärt werden. Kommunikationsschwierigkeiten dieser Art erscheinen gerade unter dem Hintergrund der krisenhaften Ereignisse von Betroffenen, die sie oft erst zum Beratungsgespräch führen, sehr bedeutsam.

Ruth Cohn beschreibt in ihrem Ansatz der „Themenzentrierten Interaktion" (TZI) verschiedene Dimensionen, die, obwohl von der Psychologin primär auf Therapiegruppen bezogen, sich auch allgemein für kommunikative Prozesse nutzbar machen lassen. Die „ICH"- Dimension drückt aus, dass Personen auch immer ihre individuellen Fähigkeiten, Stimmungen, und ihre Persönlichkeit in die Interaktion einfließen lassen. Die „WIR"- Dimension zielt auf die entstehende Kultur und Dynamik der Interaktion und die Beziehung zwischen den Kommunikationspartnern. Die „THEMA"- Dimension bezieht sich auf Anliegen, Auftrag und die Ziele der gemeinsamen Arbeit. Darüber hinaus beeinflusst zudem nach Cohn auch das „GLOBE" im Sinne des sozialen, ökologischen, technischen, räumlichen und zeitlichen Umfelds die Kommunikation der beteiligten Personen.

Die dargestellten Ebenen lassen sich auch im Setting einer professionellen Beratung darstellen: Der Berater kann in Bezug auf die „ICH"- Dimension verschiedene Kompetenzen mitbringen, die ihm helfen, ein erfolgreiches Beratungsgespräch zu führen. Frommann (1990) unterscheidet hierzu die Kompetenzen der Wahrnehmung, der reflektierten Kommunikation mit sich und dem Gegenüber, das konstruktive Ordnen und Verstehen der Problemlage (und zwar so, dass das Problem nicht „wegorganisiert" wird), die echte Teilnahme (mit Zurücknahme der eigenen Mittelpunktstellung und ohne die „Begegnung zu umgehen") sowie ein „für möglich halten" . „Für-möglich-halten" heißt nach Frommann, „...*die eigene und die fremde Lernfähigkeit unterstellen, nicht nur bis zum Beweis des Gegenteils, sondern immer. Dabei gilt es, fixe Ziele zu vermeiden und stattdessen, mit Bloch gesprochen, 'Invarianz in der Richtung halten`...* „ (ebd., S. 38). Die beschriebenen Kompetenzen sind nach Frommann nur zum Teil methodisch lernbar, sodass die Fähigkeit zur Beratung auch als Kunst zu verstehen ist. Matzick (2007) verweist auf die Bedeutung des Fachwissens, dessen Gültigkeit und Angemessenheit in lebenspraktischen Zusammenhängen vor allem darin bestehe, ob und wie es vom Berater zur Bewältigung von ganz konkreten Handlungsproblemen und in Bezugnahme auf die jeweilige Lebenswelt angewendet wird. Metz betont in Bezug auf das „ICH" des Beraters dessen Persönlichkeit, die nach ihrer Erfahrung großen Einfluss auf den Erfolg von Beratung hat. Zudem verweist die Autorin auf weitere, auch auf die Beratungsinteraktion Einfluss nehmende, persönliche Faktoren wie berufliche Sozialisation und Prägung durch den Arbeitgeber, Sprachverhalten, Normen und Werte und jeweiliges Autoritätsverhalten sowie die „seelische Struktur" des Beraters (Metz 1988).

Auch auf Seiten des zu Beratenden ist ein Einfluss durch kognitive und affektive Aspekte, die körperliche und psychische Befindlichkeit, den eigenen sozialen Hintergrund sowie verschiedenste Persönlichkeitsmerkmale wie Alter, Geschlecht und Bildung beschrieben (Schmidt, Dlugosch 1997) und in der Beratungsinteraktion zu reflektieren. Insbesondere im Lichte der in Kapitel 3 beschriebenen starken Belastungssituation von pflegenden Angehörigen wird deutlich, welch großen Einfluss diese Faktoren bei der Beratung von pflegenden Angehörigen haben können.

In Bezug auf die „GLOBE"- Dimension verweisen Nestmann, Engel und Sickendiek (2004) auf eine Reihe von äußeren Faktoren, die nach ihrer Ansicht den Beteiligten oft nur wenig bewusst sind. Hierzu gehören die „physikalische und materielle Umgebung der Beratungssituation" (Gestaltung und Architektur der Räumlichkeiten, Internetauftritt, lokale Umgebung), die Kultur und das „Klima" der Organisation, die Beziehungen zwischen der Beratungsstelle und ihren institutionellen und soziokulturellen Umwelten sowie allgemeine soziale und kulturelle Umfelder und die gesellschaftlichen Räume, in denen Beratung stattfindet. Lummer (2006) konnte beispielsweise darstellen, dass selbst banal wirkende Details wie die räumliche Gestaltung Auswirkungen auf das Image einer Beratungsstelle haben und somit einladende oder auch hinderliche Faktoren bezüglich der Nutzung der Instutition darstellen. Auch der Faktor Zeit spielt nach Darstellung von Nestmann, Engel und Sickendiek (2004) sowohl in Bezug auf die Öffnungszeiten als auch im Zusammenhang mit der Zeit, die pro „Beratungsfall" zur Verfügung steht, eine wichtige Rolle. Zudem weisen sie auf die fiskalischen Einschnitte im Rahmen sozial-, gesundheits-, bildungs- und beschäftigungsbezogener Sparmaßnahmen hin, die dazu führten, dass auch Beratungsangebote unter zunehmendem wirtschaftlichen Druck stehen. Die Konkurrenz um knappe, öffentliche Mittel führe, so die Autoren, zu einem zunehmenden Zwang der Beratungsstellen, z.B. durch Kosten-Nutzen-Nachweise ihre Nützlichkeit, Effektivität und Effizienz unter Beweis zu stellen. Im Rahmen des Effektivitätsgedankens implementierte Qualitäts-Managementprogramme, die, wenn sie aus administrativem Denken und praxisferner Expertensicht heraus entstehen, können die notwendige Offenheit von Beratungsprozessen und die Pluralität des Angebotsspektrums einschränken (Nestmann, Engel, Sickendiek 2004 S. 603). Nach Erfahrung der Autoren kann dem einzelnen Beratungsfall aus wirtschaftlichen Gründen oft nur weniger Zeit zugestanden werden als eigentlich notwendig wäre.

4.1.1 Zur Abgrenzung des Beratungsbegriffs

Der Begriff der Beratung findet sich häufig in synonymer Verwendung zu einer Reihe von anderen Termini, deren Abgrenzung wichtig erscheint, um weiter zu präzisieren, was unter Beratung zu verstehen, oder auch, was unter Beratung nicht zu verstehen ist.

In der Psychologie wird vor allem im klinischen Bereich Beratung sehr oft als „kleine" Therapie individueller, emotionaler und Verhaltensprobleme oder psychischer Störungen in Verbindung mit einer starken Defizit- und Störungsorientierung verstanden (vgl. Sickendiek, Engel, Nestmann 2004, S. 16 / Engel 2006, S. 11). Verschiedene Ansätze zur Unterscheidung von Beratung und Psychotherapie zeigen, dass Psychotherapie „tiefer geht" und zumeist im psychiatrischen Setting verwendet wird, während im pädagogischen Bereich eher von Beratung die Rede ist (McLeod 2004). Zudem geht es in der Beratung eher um begrenzte Problemsituationen und um die Veränderung der Umweltbedingungen des Individuums und seiner Interaktion darin (Koch-Straube 2001). Therapie und

Beratung bleiben aber in der Psychologie verwandte Begriffe mit teilweise verwischten Grenzen (Metz 1988, S. 7).

Der Begriff der Schulung, der ebenfalls sehr oft synonym benutzt wird, bezieht sich auf das Aneignen einer fehlenden Fertigkeit (vgl. Norwood 2002, s. 50) bzw. wird definiert als „zielorientiertes, strukturiertes und geplantes Vermitteln von Wissen und Unterstützung von adäquatem Verhalten (Gittler-Hebestreit 2006, S. 38). Anleitung zielt auf die Vermittlung praktischer Fertigkeiten. Information wird von Gittler-Hebestreit als „gezielte fachliche Mitteilung, die Bereitstellung verschiedener Medien oder die Vermittlung relevanter Adressen in einem offenen Angebot" definiert (ebd., S. 38). Die Autorin macht jedoch deutlich, dass Anleitung, Information und Schulung einen Teil von Beratung ausmachen oder in eine Beratungssituation überleiten können. Das Gesamtpaket Beratung bleibt jedoch ein „ergebnisoffener, dialogischer Prozess", in dem eine Problemlösung individuell erarbeitet wird. Im anglo-amerikanischen Raum wird zwischen „Counseling" und „Consulting" unterschieden, auch wenn beide Begriffe gleichermaßen mit Beratung übersetzt werden. Im Bereich der Pflegeberatung ist Consulting mehr als indirekte Dienstleistung und Beratung im Sinne einer Optimierung der patientenbezogenen Aufgaben zu verstehen. Counseling bezeichnet die mehr oder weniger direkte Intervention in die Persönlichkeit eines Menschen respektive die Unterstützung der Persönlichkeit z.B. im Umgang mit Konflikten (Norwood 2002 / Rechtien, Irsch 2006).

°**Case Management:** Wie die Darstellung und Diskussion des neu geschaffenen § 7a zeigt, wird der Case Management- Methode eine besonders große Bedeutung zugewiesen und Fallmanagement z.T. mit Beratung gleichgesetzt. Case Management (CM), dessen Geschichte bis in die 60er Jahre des 19. (!) Jahrhunderts zurückreicht (vgl. Ewers 2000a, S. 41), unterliegt keiner allgemeingültigen

111

Definition und es existieren zahllose, äußerst heterogene CM- Konzepte (Longerich, Wohlfender 2000). Übereinstimmend kann gesagt werden, dass Fallmanagement den Versuch darstellt, in einem zunehmend komplexen, undurchschaubaren und partikularisierten (Gesundheits-) System Dienstleistungen durch eine möglichst multiperspektive Bedarfserhebung zu koordinieren, zu planen, zu überwachen und zu evaluieren. Das Ziel besteht je nach Konzept in unterschiedlicher Gewichtung darin, die Versorgungsqualität zu erhöhen, die Effizienz zu steigern und gleichzeitig die Kosten zu senken (Ewers, Schaeffer 2000). Das anglo-amerikanische Case Management, auf das auch in Deutschland primär Bezug genommen wird, unterscheidet 3 Rollen, die der Case Manager einnehmen kann. Mit der „Advocacy"- Rolle ist ein Wertecodex und ein gezieltes und methodisches Vorgehen und Parteinahme zur Durchsetzung von Klienteninteressen verbunden, um Dienstleistungen, Ansprüche und Ressourcen zu sichern bzw. zu erweitern. Die anwaltliche Ausrichtung dient dazu, Personen zu unterstützen, die nicht in der Lage sind, selbständig ihre Interessen zu vertreten. Bedürfnisse und Bedarfslagen werden in intensiven Aushandlungsprozessen berücksichtigt, was vom Case Manager ein hohes Einfühlungsvermögen abverlangt. Zudem sollen auch Lücken im Versorgungssystem aufgedeckt und an übergeordnete Stellen weitergeleitet werden. Der „Broker" oder Vermittler arbeitet institutions- und organisationsbezogen, nimmt eine neutrale Stellung zwischen Leistungsanbietern und Nutzern ein und geht von einem weitgehend autonomen Klienten aus, der Hilfe bei der Auswahl von konkurrierenden Leistungsanbietern braucht. Der „Gate-Keeper" hingegen arbeitet klar ausgabenorientiert, was entsprechende Entscheidungszwänge nach sich zieht. Er ist weniger dem Einzelnen und hingegen mehr einer größeren sozialen, Gemeinschaft oder der Gesamtgesellschaft verpflichtet. Durch Entscheidungen über angemessene Ressourcenverwendung nimmt er eine Schlüsselposition zwischen Anbietern und Klienten ein und steuert den Zugang zur Versorgungsleistungen. Da

112

eine „angemessene Ressourcenverwendung" nicht immer eindeutig ist, können entsprechende Entscheidungen ein hohes Konfliktpotential in sich bergen (Ewers 2000b). Nach Ewers (2000a) besteht die Chance des Case Managements darin, unnötige Behandlungen und damit Kosten zu vermeiden, die Problematik des desintegrierten, hochgradig arbeitsteiligen und diskontinuierlichen Versorgungssystems zu überwinden und durch Patienten- bzw. Klientenorientierung die Betroffenen zu einem selbstbestimmten Handeln zu befähigen. Problematisch erscheint hingegen, dass durch die starke ökonomische Ausrichtung des Gesundheitssystems Case Management zunehmend als „…Service für das System missbraucht und auf diese Weise von seinem Ursprung und der Orientierung an den Patienten entfernt zu werden" droht (ebd. S. 47). Die Beziehung von Beratern zum Ratsuchenden kann somit durch Managementkontrolle ihre Vertrauensbasis verlieren (Friesacher 2008).

4.1.2 Einführende Aspekte zur Beratung von pflegenden Angehörigen im Spannungsfeld zwischen Paternalismus und Selbstbestimmung

Da sich in der Literatur keine konkrete Definition von Beratung für pflegende Angehörige findet, erscheint es zunächst sinnvoll, allgemeine Interpretationen von Pflegeberatung zur Hilfe zu nehmen. Dies wird jedoch dadurch erschwert, dass unter Pflegeberatung sowohl die Interaktion zwischen Berater und Patient als auch zwischen Berater und Angehörigen sowie professionellen Beratern und professionellen Pflegekräften gemeint sein kann. Nach Engel handelt es sich bei Pflegeberatung um eine „…verbindliche, systematische und professionell pflegerelevante Bewältigung von Problemsituationen oder zur Verhinderung potenzieller Problemsituationen. Diese betreffen nicht nur den somatischen, sondern auch den psychischen und den sozialen Bereich…" (Engel 2006, S. 34). Als

Grundsätze formuliert Engel eine Ressourcen-, Lösungs-, Präventions-, Gesundheitsförderungs- sowie eine Interaktionsorientierung unter Berücksichtigung von Empathie, Akzeptanz und Wertschätzung. Während eine Lösungsorientierung bzw. die Hinwendung zu von Carl Rogers verwendeten Begrifflichkeiten im Rahmen der Personenzentrierten Beratung und Therapie zu sehen sind und damit die Definition mit einer nicht zwingend allgemeingültigen, konzeptionellen Richtung verbinden, erscheint die Ressourcenorientierung und der Gedanke, präventionell und gesundheitsfördernd zu arbeiten, auch für die Beratung von Angehörigen als sinnvoll, bringt jedoch auch keine neue Erkenntnis gegenüber den oben genannten Definitionen. Andere Autoren wie Schaeffer und Schmidt-Kaehler (2008), Koch-Straube (2001) sowie Hüper und Hellige (2007) beziehen sich vorrangig auf Definitionen der psycho-sozialen Beratung (vgl. Kapitel 4.1). Dies lässt sich wohl damit erklären, dass Patienten- und Pflegeberatung zum einen ein junges Arbeitsfeld ist, zum anderen lassen sich ein Großteil der von Nestmann, Engel, Sickendiek und Dorsch genannten Aspekte von Beratung auch auf Pflegeberatung übertragen. So findet sich auch im Gesundheitssystem sowohl auf wissenschaftlicher (u.a. Schaeffer, Schmidt-Kaehler 2008) als auch politischer (SVR 2003) Ebene der deutlich sichtbare Wille, die Rolle von Patienten, Pflegebedürftigen und Angehörigen im Gesundheitswesen zu ändern.

°**Rollenverteilung:** Traditionell stand die Beziehung zwischen Laien und Experten im Gesundheitswesen im Lichte eines benevolenten Paternalismus, der durch eine deutliche Asymmetrie, hohes Standesbewusstsein vor allem der Ärzteschaft und ein starkes Autoritätsgefälle insbesondere im Rahmen des Wissensmonopols geprägt war. Dem Patienten kam die Rolle des passiv leidenden, unmündigen Kranken zu, der sich vor allem „compliant" zu verhalten hatte (Dierks et al. 2001 / Reibnitz, Schnabel, Hurrelmann 2001).

Unter dem Einfluss der Neuen Sozialen Bewegung in den 1970er und 1980er Jahren, die das Gesundheitswesen stark beeinflusste, wurde der Ruf nach mehr Mit- und Selbstbestimmung und mehr Chancengleichheit immer lauter, und mit Unterstützung der Gesundheits- und Selbsthilfebewegung entwickelte sich in zunehmendem Maße die Forderung nach mehr Selbstbestimmung, Empowerment sowie das Bild des mündigen statt fremdbestimmten Patienten (ebd.). Das hieraus entstehende emanzipatorische Leitbild wird jedoch in zunehmendem Maße mit ökonomischen Motiven vermengt, wenn nicht sogar von ihnen abgelöst. Zwar bleibt der Gedanke der Mitbestimmung eine zentrale Forderung, doch die entstehenden Gestaltungs- und Autonomieräume stehen mehr und mehr in einem Spannungsfeld zu einem Mitwirkungs- und Autonomiezwang, zumal von Patienten und Angehörigen vermehrt Eigeninitiative und -verantwortung und Engagement gefordert und die dazu notwendigen individuellen und sozialen Ressourcen vorausgesetzt werden. Studien zeigen jedoch, dass diese Ressourcen oft nicht vorhanden sind, sodass Pflege- und Gesundheitsberatung an dieser Stelle sowohl für Patienten und Pflegebedürftige als auch ihre Angehörigen besonders notwendig erscheint (Schaeffer, Schmidt-Kaehler 2008). Auch die im Zuge der Ökonomisierung angebliche Stärkung des Nutzers im Gesundheitssystem durch die oft deklarierte neue Rolle als Kunde muss sehr kritisch betrachtet werden. So hat zwar die Kundendiskussion durchaus fruchtbare Anregungen in Bezug auf eine verstärkte „Kundenorientierung" und auf Qualitäts- und Effektivitätssteigerungen der Angebotspalette im Gesundheits- und Pflegesystem gebracht. Gleichzeitig zeigt sich jedoch die Gefahr, dass eine verstärkte Individualisierung insbesondere die sozialen Gruppen benachteiligt, die eben nicht, wie von Ihnen erwartet, in der Lage sind, eigenverantwortlich ihre Kundeninteressen durchzusetzen. Zudem wird kritisiert, dass Gesundheit als individuelles und nicht, wie im Solidaritätsprinzip vorgesehen, als gesellschaftliches Allgemeingut betrachtet wird. Und schließlich ist

115

festzustellen, dass Betroffene als auch pflegende Angehörige zumeist nicht die Kriterien eines Kunden erfüllen: weder bewegen sich die vermeintlichen Kunden souverän im Geschehen des Marktes noch können sie unter dem Eindruck der körperlichen und psychischen Einschränkungen und der emotionalen Betroffenheit souverän, rational und unbeeinträchtigt Entscheidungen treffen (Dierks et al. 2001). Aspekte wie Unsicherheit, Schwäche, Abhängigkeit und Hilflosigkeit als Folgen der Krankheit für den Pflegebedürftigen bzw. Patienten und das dazugehörige soziale Umfeld machen den entscheidenden Unterschied zum „echten" Kunden (Friesacher 2008) aus.

Letztlich bleibt unklar, inwieweit überhaupt Selbstbestimmung umgesetzt wird im heutigen Gesundheitssystem. Einige Autoren sprechen auch von einem Neo-Paternalismus (Dierks et al. 2001) und vertreten damit die These, dass die vermeintliche Entwicklung hin zum mündigen Patienten lediglich einen oberflächlichen Formwandel darstellt, während der Kern gleich paternalistisch geblieben ist. Begründet wird dies zum einen damit, dass Experteninformationen weiterhin oft selektiv sind und neben der Befriedigung von Patientenbedürfnissen anderen (z.B. wirtschaftlichen) Motiven folgen können. Zudem besteht auch weiterhin ein (psychologisch zu erklärendes) Bedürfnis nach fürsorglichen, (all-) wissenden, väterlichen oder mütterlichen Figuren, die in ihrer Eigenschaft als Heiler und Helfer schwerwiegende Entscheidungen abnehmen. Andere Autoren bemerken, dass auch das heutige System immer noch am „Idealbild des stromlinienförmigen, fraglos kooperierenden Patienten orientiert ist" (vgl. Hüper, Hellige 2007).

Im Spannungsfeld dieser unterschiedlichen Vorstellungen ist es somit gerade für die Konzeptionierung einer bedürfnisorientierten Beratung notwendig, den zentralen Begriff der Autonomie zu präzisieren.

4.1.2.1 Der Begriff der Autonomie und seine Bedeutung für den Umgang mit Ratsuchenden

Autonomie kann zunächst durch den Begriff der Selbstbestimmung übersetzt werden. Kant verband damit die Forderung, sich seines Verstandes im Sinne von Selbstreflexion, -bewertung und -kontrolle zu bedienen („Sapere aude!") und sah Autonomie als zentralen Aspekt der Würde der menschlichen Natur (Dierks et al. 2001). In Zusammenhang mit dem Gesundheitssystem wird Autonomie mit der Forderung verbunden, Hilfe zur Selbsthilfe zu geben, umfassend und soweit gewünscht, über Ziele, Erfolgsaussichten, Alternativen und Risiken von pflegerischen, therapeutischen und diagnostischen Maßnahmen aufzuklären und die Willens- und Entscheidungsfreiheit von Menschen zu nutzen. Derzeit stark diskutierte Methoden wie „Shared decision making" und „Informed consent" stellen operationalisierte Formen von Autonomie dar und betrachten den Patienten und sein Umfeld als Ko-Produzenten der Leistungserbringung im Rahmen einer symmetrischen, partnerschaftlichen Interaktion (vgl. Schaeffer, Schmidt-Kaehler, 2008, S. 11 / Dierks et al. 2001). Verschiedene Forschungsarbeiten zeigen, dass eine Umsetzung in vielen Fällen (noch) nicht erfolgt (Schopp et al. 2001 / Detmer et al. 2003) ist und Betroffene sich in Institutionen des Gesundheitssystems oft schlecht informiert und zu wenig unterstützt fühlen. Andere Forschungsarbeiten und Erfahrungen z.B. in Großbritannien (Lummer 2006) zeigen jedoch, dass ein aktiver Einbezug von Patienten bzw. Pflegebedürftigen und ihren Angehörigen zur Prozess- und Ergebnisqualität von Therapien und ihren Erfolgsaussichten sowie durch die Verringerung unnötiger Leistungen zur Kostensenkung beiträgt und somit einen wichtigen Anteil für ein effizienteres Gesundheitssystem leisten kann (Dierks et al. 2001). Auch die aktive Beteiligung von Selbsthilfe- und Angehörigengruppen in den autonomiebestimmten Beratungs- und Begleitungsprozess wirkt sich positiv aus im

Sinne besserer Informationsaneignung, gegenseitiger, sozialer Unterstützung, Einstellungsänderung in Bezug auf die Krankheit und Lebensweise und einer Entlastung der primären Netzwerke. Pflegende Angehörige erfahren Solidarität durch die Erfahrung des kollektiven Schicksals und bekommen Gelegenheit zum Gespräch. Untersuchungen weisen sogar einen volkswirtschaftlichen Nutzen nach (ebd.).

Doch sind Betroffene im Gesundheitswesen überhaupt immer in der Lage und willens, ihre Autonomie zu nutzen und überlassen nicht Viele gerne fürsorglichen Helfern die Entscheidung? Behrens und Zimmer (2006) betonen, dass selbst schwer Kranke bis hin zum Nicht-Geschäftsfähigen den Wunsch nach Autonomie sehr deutlich ausdrücken und daß das Bedürfnis sogar noch zunehme in einer solchen Situation. Entscheidungsdelegationen erfolgen aus Sicht der Autoren aus der Krise und der Angst heraus (was noch eine weitere Form der Asymmetrie zwischen Betroffenen und Experten verdeutlicht: eine Asymmetrie in Bezug auf die Betroffenheit), sie setzten jedoch nicht den Wunsch nach Autonomie herab und die Wut, wenn sie verletzt wurde. Behrens und Zimmer differenzieren zwischen Autonomie und Autarkie und machen mit Hilfe eines Beispiels deutlich, warum Autonomie aus ihrer Sicht wichtiger sei: niemand, so die Autoren, habe ein großes Problem mit der Unfähigkeit, sich selber die Haare schneiden zu können und einen Friseur bemühen zu müssen. Erst dann, wenn der Coiffeur jedoch vorschreiben möchte, wie der Haarschnitt auszusehen hat, werde es problematisch. Dieses einfache Beispiel macht deutlich, dass Autonomie nicht gleichzusetzen ist mit Unabhängigkeit, sondern, wie eingangs gesagt, mit Selbstbestimmung. Autonomie schließt Hilfe also nicht aus (Dierks 2001) und wird schon erfüllt durch höhere Transparenz des Gesundheitssystems, durch die Möglichkeit, Wünsche äußern zu können oder Wahlmöglichkeiten eröffnet zu bekommen. Nicht überforderndes,

„Pseudo-Kundenorientiertes" „Alleine-entscheiden-lassen", sondern Aushandlung, Hilfe beim Verständnis der zur Verfügung stehenden Optionen und das Einbringen von objektiven und sachlichen Gesichtspunkten gegenüber den emotional Betroffenen können als richtig verstandene Form der Respektierung von Autonomie verstanden werden. Das Einbeziehen lebensweltlicher Aspekte in den Aushandlungsprozess erscheint vor allem deswegen als überaus bedeutsam, weil sich zeigt, dass Betroffene, wie oft unterschätzt, gänzlich andere Relevanzkriterien bei der Planung der Versorgung und Behandlung entwickeln können als professionelle Akteure (vgl. Schaeffer 2001, S. 58f. / Kapitel 3.2.1.1). Da es Experten und somit auch Berater mit einer heterogenen Gruppe von Persönlichkeiten zu tun haben, die sich in Bezug auf die Entwicklung von Selbstbewusstsein, kommunikativer Kompetenz sowie in ihrem Wahrnehmungs- und Artikulationsvermögen unterscheiden, müssen sie qualifikatorisch und didaktisch in der Lage sein, auf entsprechend unterschiedliche Hilfebedürfnisse einzugehen und je nach Schwere der Krise und Eile der Anliegen zwischen den Polen „Hilfe zur Selbsthilfe" und „Expertentum" zu wählen, ohne die Autonomiebedürfnisse aus den Augen zu verlieren (Badura 2001).

°**Fazit:** Zusammengefasst zeigt sich also, dass die Berücksichtigung von Autonomie ein wichtiger Faktor für eine gelingende Pflegeberatung darstellt und somit auch bei der Unterstützung von pflegenden Angehörigen gewährleistet sein muss. Es bedarf jedoch eines reflektierten Umgangs mit dem Begriff, um gut gemeinte Hilfe zur Selbsthilfe nicht in Überforderung der Ratsuchenden münden zu lassen.

4.1.3 Die Bedeutung der Begriffe „Unabhängigkeit" und „Neutralität" bei der Konzeptionierung von Beratung für das häusliche Pflegearrangement

Wie in Kapitel 2 deutlich wurde, sind die vom Gesetzgeber verwendeten Begriffe der Neutralität und Unabhängigkeit nicht eindeutig definiert. Deswegen wird an dieser Stelle der Versuch gemacht, die Begriffe aus pflegewissenschaftlicher Perspektive zu betrachten. Dazu fließen neben der Auswertung der wissenschaftlichen Literatur Erfahrungswerte und Interpretationen in der praktischen Anwendung bei Beratungsinstitutionen (z.B. in den entsprechenden Leitbildern, Beratungsstandards und Satzungen) mit ein.

4.1.3.1 Der Begriff der Neutralität im Beratungskontext

Das Wörterbuch der deutschen Sprache übersetzt das Wort „neutral" mit „unbeteiligt, ohne Stellungnahme, unparteiisch" (Bertelsmann Wörterbuch der deutschen Sprache 2004). Diese Definition klingt zunächst auch bei der Übertragung auf die Beratungssituation durchaus plausibel, zumal in dem Begriff eine gewisse Pflicht zur Objektivität mitschwingt, die auch von einem Berater gefordert werden muss. Ist ein Berater jedoch unparteiisch? Da in den vorherigen Abschnitten bereits deutlich wurde, dass die Beratungsperson die Interessen der Ratsuchenden umfassend vertreten soll, muss er der Logik folgend zumindest für seine Klienten Partei ergreifen. Er nimmt dabei eine Advocacy-Position ein, um die asymmetrische Position zwischen ihm und den Ratsuchenden auszugleichen und eine Chancengleichheit zu ermöglichen (Schmidt-Kaehler 2005). Zudem hat der Berater als Experte die Aufgabe, komplexe, fachliche Zusammenhänge vereinfacht und in seinen eigenen Worten darzustellen, um sie den ratsuchenden Laien zugänglich zu machen. Schon bei der Wortwahl und Darstellung dieser Fachinformationen dürften immer auch und ganz automatisch individuelle Färbungen und Interpretationen des

Beraters (vgl. Kapitel 4.1) mit einfließen, die ein völliges „unparteiisch sein" kaum möglich machen. Deutlich wurde auch, dass Beratung von pflegenden Angehörigen ein langwieriger Prozess sein kann und zudem Einfühlungsvermögen in die Situation der Betroffenen notwendig macht. Insofern erscheint es sowohl illusorisch als auch wenig hilfreich, einen „unbeteiligten" Berater im Beratungsprozess zu fordern.

Was aber bedeutet es, wenn jeder dritte Ratsuchende nach einer Untersuchung im Thüringer Pilot-Pflegestützpunkt (Ritschel et al. 2008) fragt: „Sie beraten doch neutral?" Eine sehr ausführliche Deutung des Begriffes Neutralität, die für diese Frage einen guten Ansatz für eine Antwort darstellt, findet sich in den Beratungsstandards der Bundesarbeitsgemeinschaft für PatientInnenstellen und -initiativen BAGP (vgl. Hölling 2008/ BAGP 2008). Darin heißt es in Bezug auf Neutralität, dass abgegebene Informationen nicht interessensgebunden sein und keinen empfehlenden Charakter haben dürfen. Zudem müssen dem Ratsuchenden alle alternativen Möglichkeiten zur Bewältigung eines Problems genannt werden, um ihm die Gelegenheit zu einer selbstbestimmten Entscheidung zu geben. Die herausgegebenen Informationen und das eigene Wissen müssen eine hohe Qualität aufweisen, welche nach Meinung des BAGP durch Sorgfalt in der Aufbereitung, Recherche und Aktualisierung gewährleistet werden und vermeiden soll, dass falsche und fremdgeleitete Auskünfte gegeben werden. Aus einer solchen Anforderung ergibt sich somit die Notwendigkeit, Qualitätskriterien zur Erstellung bzw. Bewertung und Aufbereitung von Informationen zu erstellen. Der Beratungsstandard der BAGP erscheint als gute Arbeitsgrundlage, um die Neutralität einer Beratungsstelle zu sichern. Es stellt sich jedoch die Frage, ob es dem Berater möglich ist, grundsätzlich auf Empfehlungen zu verzichten, zumal Ratsuchende z.B. bei Entscheidungen mit hohem Zeitdruck eine solche einfordern könnten. In solchen Ausnahmesituationen sollten Empfehlungen jedoch einen neutralen und somit sachlichen und objektiven Charakter haben (Schmidt-Kaehler 2005) sowie auf die individuelle Situation bezogen sein. Die Bundesarbeitsgemeinschaft hat hierzu in ihrer Satzung festgelegt, dass eine eindeutige Trennung von Informationen und Werbematerial gewährleistet sein müsse und Empfehlungen nur dann gegeben werden dürfen, wenn sie auf dem Bewertungsergebnis anerkannter und unabhängiger Expertengremien mit transparenter Zusammensetzung und Arbeitsmethode beruhen. Exner (2006) schreibt in Bezug auf die Berücksichtigung der Klientenbedürfnisse, dass sich Neutralität durch das Bemühen um das Verstehen und die Akzeptanz des Klientensystems ausdrückt, sodass konsequenterweise die Beratung beendet werden müsse, wenn die Werte der Klienten untragbar für den Berater seien.

°**Fazit:** Zusammenfassend lässt sich feststellen, dass dem Begriff der Neutralität insbesondere in seiner Bedeutung für den Beratungsprozess durchaus noch mehr Aufmerksamkeit im wissenschaftlichen Diskurs gewidmet werden sollte. Ansätze wie die Definition von Neutralität in den BAGP-Standards zeigen jedoch, dass Neutralität die Parteinahme für den zu Beratenden nicht ausschließen darf und dass vom Berater insbesondere die Fähigkeit und Bereitschaft gefordert werden muss, zu reflektieren, ob das verwendete Wissen und die geäußerten Meinungen ausreichend belegt und recherchiert, sachlich korrekt, aktuell, frei von fremden Interessen und im Interesse des Betroffenen sind. Hierzu empfiehlt es sich, die verwendeten Fachinformationen mithilfe standardisierter und valider Qualitätskriterien regelmäßig zu hinterfragen. Das Beispiel des Thüringer Pilot-Pflegestützpunktes (Ritschel et al. 2008) zeigt, dass die Einbindung von wissenschaftlichen Instituten zur Evaluation der Beratungsarbeit sinnvoll erscheint, um Theorie und Praxis eng miteinander zu verzahnen und eine hohe Beratungsqualität im Sinne der besprochenen Aspekte zu sichern.

4.1.3.2 Der Begriff der Unabhängigkeit und seine Bedeutung für die Beratungsinstitution

Das Wörterbuch der deutschen Sprache beschreibt Unabhängigkeit mit „nicht abhängig, nicht gebunden, selbständig, frei sein" (Bertelsmann Wörterbuch der deutschen Sprache 2004).Wie beim Begriff der Neutralität finden sich auch in Bezug auf die Gewährleistung von Unabhängigkeit unterschiedliche Interpretationen in der Beratungspraxis und der Literatur. Es lässt sich jedoch übergreifend feststellen, dass die zwei Termini auf verschiedenen Ebenen zum Tragen kommen. Während sich der Neutralitätsbegriff eher auf inhaltliche Aspekte des Informations- und Beratungshandelns bezieht, manifestiert sich Unabhängigkeit primär in den organisationalen Strukturen der Beratungsinstitution. Schmidt-Kaehler (2005) unterscheidet hierzu die (unterschiedlich interpretierte) finanzielle und die ideelle Unabhängigkeit. Zur ideellen Unabhängigkeit gehören u.a. die weltanschauliche Selbständigkeit und die Unabhängigkeit von anderen relevanten Interessen im Gesundheitswesen. Während die Spitzenverbände der Krankenkassen in Bezug auf die Förderbedingungen zu § 65 SGB V festgelegt haben, dass diese auch ohne die gesetzlichen Fördermittel bestandsfähig sein sollten, sehen andere Beratungseinrichtungen wie etwa Patientenstellen eine finanzielle Unabhängigkeit nur dann als gegeben an, wenn Beratungseinrichtungen unabhängig von Anbietern und Kostenträgern im Gesundheitssystem arbeiten. Diese Ansicht spiegelt sich auch wiederholt in der sozialpolitischen Diskussion zu § 7a SGB XI wider (vgl. Kapitel 2). Schaeffer und Schmidt-Kaehler ergänzen noch die Unabhängigkeit von Medizinprodukteherstellern und lehnen zudem eine Gewinnorientierung ab

(Schmidt-Kaehler, Schaeffer 2008). Schmidt-Kaehler schließt mit Bezugnahme auf Francke und Mühlenbruch eine organisatorische Beteiligung der Anbieter und Kostenträger jedoch nicht aus, solange ein Gleichgewicht zwischen den Akteuren besteht. Entscheidend scheint nach weitgehender Übereinkunft der Literatur zu sein, dass kein Interessenskonflikt zwischen der Beratungseinrichtung und der zu beratenden Zielgruppe besteht und dass die Beratung nicht durch partikulare Interessen bzw. Vorgaben von Dritten verfremdet und unglaubwürdig wird, sondern stets im Sinne des zu Beratenden handelt (ebd.). Die ehemalige Bundesgesundheitsministerin Andrea Fischer wies allerdings im Rahmen einer Tagung der Arbeitsgemeinschaft der Verbraucherverbände und explizit in Bezug auf die Unabhängigkeit von Beratung darauf hin, dass sich partikulare Interessen nie vermeiden ließen und sogar Selbsthilfegruppen durch ihre Abhängigkeit von Sponsoren nicht grundsätzlich unabhängig seien. Fischer forderte, die Kostenbeteiligungen z.B. durch Firmen transparent zu gestalten, und Beratungsstellen immer durch mehrere Träger organisieren zu lassen, um so ein System der gegenseitigen Kontrolle zu ermöglichen (Schell 2000). Die Bundesarbeitsgemeinschaft Selbsthilfe (BAG SH) sieht in ihrer Satzung eine Kontrolle der Beratungsstellen durch eine Dachorganisation vor (BAG SH 2008). Die BAGP hält die Einrichtung einer unabhängigen Beschwerdestelle für eine notwendige Kontrollinstanz (Hölling 2008).

4.2 Bestehende Beratungskonzepte und ihr Nutzen für die Pflegeberatung

Zunächst sollen an dieser Stelle sozialwissenschaftliche, pädagogische und psychologische Beratungskonzepte vorgestellt werden, die in der Praxis und im wissenschaftlichen Diskurs eine große Bedeutung haben. Anschließend erfolgt eine

Übersicht über pflegerische Beratungsansätze. Eine Berücksichtigung von Beratungskonzepten außerhalb der Pflege ist aus zwei Gründen notwendig: zum einen ist Pflegeberatung ein noch sehr junges Arbeitsfeld, das sich zwar durch eine lebhafte, experimentelle Vielfalt auszeichnet, dem aber andererseits noch (und gerade auch in Bezug auf die sehr konkrete Beratungssituation mit pflegenden Angehörigen) ein klares „Profil" fehlt (vgl. Schaeffer, Schmidt-Kaehler 2008, S. 13). Zum anderen zeigt sich, dass pflegerische Beratungskonzepte auf bestehende Ansätze der Bezugswissenschaften zurückgreifen. Darüber hinaus zeigt die Analyse der Lebenswelt und der Belastungssituation von pflegenden Angehörigen, dass eine pflegerische Beratung ohne das Einbeziehen sozialer, systemischer und psychologischer Aspekte des Pflegearrangements als unzureichend betrachtet werden muss (vgl. Kapitel 3 / vgl. Definition zur Pflegeberatung von Engel in Kapitel 4.1.2). Aufgrund der großen Fülle von Beratungskonzepten können an dieser Stelle nicht alle Ansätze dargestellt werden. Berücksichtigung finden zum einen grundlegende und solche Konzepte wie der lösungsorientierte und der integrative Ansatz, die in besonderem Maße Eingang in die hier vorgestellten Pflegeberatungs-Konzeptionen gefunden haben.

4.2.1 Psychologische Beratungskonzepte

4.2.1.1 Verhaltenswissenschaftliche Konzepte

Das kognitiv-verhaltenstherapeutische Konzept hat sich primär aus der behavioristischen Psychologie entwickelt. J.B. Watson als Begründer dieses wohl „wissenschaftlichsten" Ansatzes aller Beratungs- und Therapieschulen (McLeod 2004, S. 98), ging nach intensiven „Introspektions-Experimenten" davon aus, dass innere Prozesse von Menschen einer objektiven Beobachtung nicht zugänglich sind, sodass Psychologie als „richtige Wissenschaft" sich nur mit beobachtbaren

Phänomenen und Ereignissen befassen dürfe, welche sich unter Laborbedingungen gut erfassen und kontrollieren lassen. Das Hauptinteresse behavioristischer Vertreter wie Skinner, Guthrie und Spence galt der Erforschung von Lerngesetzen unter der Vorstellung, dass alle menschlichen Gewohnheiten und Überzeugungen erlernt sind und somit auch (unerwünschte) Verhaltensweisen wieder verlernt werden können. Die Forscher postulierten, dass Methoden wie die „operante Konditionierung", die „systematische Desensibilisierung oder „token economy" durch Ignorieren von unerwünschtem sowie durch positives Verstärken von erwünschtem Verhalten schädliche und pathologische Handlungsformen verringern oder aufheben können. So „rein" dieser eher mechanistisch und naturwissenschaftlich orientierte und durch Tierversuche gestützte Ansatz unter dem Druck des damals vorherrschenden Wissenschaftsverständnisses sich auch präsentierte, so beschränkt und unzureichend erschienen die behavioristischen Reiz-Reaktions-Modelle zur Erklärung von Verhalten. Unter dem Einfluss von Forschern wie Piaget und Tolman fanden deswegen auch kognitive Prozesse wie Gefühle, Gedanken und Einstellung sowie die individuelle Interpretation von Ereignissen eine zunehmende Berücksichtigung. Der Fokus bei der Betrachtung kognitiver Prozesse liegt auf der Suche nach „irrationalen Überzeugungen" (Ellis) des Ratsuchenden, die durch übertriebene, übergeneralisierte oder personalisierte Interpretationen von Ereignissen entstehen. Gedanken wie „ich bin für die Stimmung meines Partners verantwortlich", „Ich muss immer Leistung bringen", „Ich muss von Menschen, die mir wichtig sind, stets anerkannt werden" oder „ich mache immer alles falsch", können zu selbstschädigendem Verhalten führen und sollen durch weniger verzerrte, konstruktivere und selbstbejahende Einschätzungen ersetzt werden (ebd.). Der kognitiv-therapeutische Ansatz, der oft durch konstruktivistische Ansätze ergänzt wird und auf valide Forschungsarbeiten verweisen kann, ist vor allem dafür gedacht, einzelnen Menschen dabei zu helfen, „sich mit einer schwierigen Welt zu

126

arrangieren" (ebd., S. 126) und geht von einem Menschen aus, der in der Lage und willens ist, sein Leben selber zu organisieren und bestimmte Ziele und Absichten zu erreichen bzw. zu verfolgen. In der Gesundheitsberatung finden sich verhaltenstherapeutische Ansätze unter anderem in Entwöhnungsseminaren für Raucher oder bei Schulungen zur besseren Bewältigung von leidvollen Erfahrungen von chronischen Krankheiten wie Ängste und Schmerzen.

°**Kritik:** Kritiker bemängeln, dass die Dynamik und die Qualität der Beziehung zwischen Klient und Berater als zentraler Aspekt wenig Berücksichtigung findet und Beziehungsgrößen wie Empathie und Kongruenz keinen Platz haben (ebd.).Zudem stellt sich die Frage, ob nicht vor allem Symptome statt der Ursachen behoben werden (Koch-Straube 2001).

In Bezug auf die Beratung von pflegenden Angehörigen ergeben sich eher wenige Möglichkeiten zur Verwendung eines kognitiv-verhaltenstherapeutischen Ansatzes. Positiv zu sehen ist, dass es sich um eine praktische und pragmatische Methode handelt, die für eine heterogene Gruppe von Ratsuchenden eine Vielzahl von Techniken und Strategien bereit hält. Interessant erscheint der Ansatz vor allem da zu sein, wo pflegende Angehörige auf der Basis von irrationalen Überzeugungen unter unrealistischen Ansprüchen an sich selber, Selbstzweifel oder nicht erfüllbarer Sehnsucht nach Bestätigung leiden und schädigende Verhaltensweisen wie Depressionen etc. entwickeln. Problematisch erscheint, dass ein Beratungsprozess auf kognitiv-verhaltenswissenschaftlicher Ebene vor allem als Prozess der Verhaltensmodifikation angesehen werden muss. Ein Aushandlungsprozess zwischen Klient und Ratsuchendem, in dem Begriffe wie Autonomie, Empathie und Akzeptanz im Mittelpunkt stehen, ist nicht vorgesehen. Zudem stehen im vorliegenden Ansatz v.a. Einzelpersonen im Fokus, während zentrale Aspekte des

Pflegearrangements wie die Lebenswelt des Betroffenen und der biographische Hintergrund keinerlei Berücksichtigung finden.

4.2.1.2 Tiefenpsychologische Konzepte

Tiefenpsychologie ist vor allem mit dem Namen Sigmund Freud und der von ihm entwickelten Psychoanalyse verbunden, auch wenn sich im Laufe der Geschichte verschiedene Schulen entwickelt haben. Nach Freud besitzt jeder Mensch ein ICH, ein ES und ein ÜBER-ICH. Das ES stellt das früheste und psychische System dar, und wird durch angeborene Triebe repräsentiert. Unter dem ICH ist die bewusste Persönlichkeit des Menschen zu verstehen, während das ÜBER-ICH durch anerzogene und verinnerlichte Wertvorstellungen entsteht. Ein Ungleichgewicht zwischen den drei Systemen z.B. durch inadäquate ICH-Entwicklung führt zu abweichenden Verhaltensweisen wie z.B. Neurosen. Die Gemeinsamkeit aller tiefenpsychologischen Ansätze liegt in der Annahme des Unbewussten, das, ohne direkt zugänglich zu sein, Gefühle und Handlungen steuert und sich in Träumen und Fehlleistungen äußert. Unbewältigte Konflikte werden durch Verdrängen ins Unbewusste abgewehrt, was in gewissem Maße als gesunde Reaktion gelten kann. Besteht das Erleben und Verhalten aber mehr und mehr aus Abwehrmechanismen, dann entstehen Diskrepanzen zwischen dem eigenen Erleben und der Realität, was zu schwerwiegenden Konflikten führen kann. Das Ziel der Tiefenpsychologie ist somit die Aufarbeitung der seelischen Konflikte, die bis in die Kindheit zurückreichen können.

Zwar zeigen Forschungsarbeiten wie von Geister (vgl. Kapitel 3.2.3) vor allem in Pflegearrangements zwischen nahen Verwandten, dass bei gewissen Problemkonstellationen z.T. unbewusste Beziehungsaspekte ihrer Aufdeckung und Reflexion bedürfen. Mit Ausnahme der Verwendung von Teilaspekten ist eine

Pflegeberatung alleine auf der Basis eines tiefenpsychologischen Ansatzes jedoch kaum vorstellbar: zum einen, weil das Konzept auf die Identifizierung von Persönlichkeitsstörungen zielt, während die Beratung von pflegenden Angehörigen in der Regel mit psychisch Gesunden zu tun hat. Zum anderen, weil der tiefenpsychologische Ansatz einen oft langwierigen, therapeutischen Prozess verlangt, der eine komplexe, therapeutische Ausbildung erforderlich macht. Diese Voraussetzung ist im Rahmen der Pflegeberatung nicht gegeben und auch nicht Aufgabe einer pflegerischen Beratung.

4.2.1.3 Humanistische Konzepte

Als Ausgangspunkt der ebenfalls sehr vielfältigen Ansätze der Humanistischen Psychologie kann das Bild des im Grunde guten und seelisch gesunden Menschen gelten, der alle Ressourcen für ein erfülltes und befriedigendes Leben in sich trägt. Wird jedoch die Reifung der Persönlichkeit von negativen Erfahrungen gestört, bedarf es der Hilfe von außen. Durch eine von Offenheit und Vertrauen geprägte Interaktion hilft der Berater somit dem Klienten, die Blockade zu lösen und Selbstheilungskräfte freizusetzen (Koch-Straube 2001). Statt der Konzentration auf frühkindliche Ursprünge wie in der Tiefenpsychologie oder der Modifikation nicht erwünschter Verhaltensmuster fokussiert sich der humanistische Ansatz auf das „Hier und Jetzt" (McLeod 2004). Carl Rogers, der als Begründer und Hauptvertreter der Humanistischen Psychologie gilt und erstmalig in der Psychotherapieforschung Transkripte von Therapiesitzungen verwendete, betonte die Rolle des Klienten als Experte und des Beraters als Quelle der Reflexion und Ermutigung und bezeichnete diesen Ansatz als „non-direktiv". Dabei sollen vor allem die Grundbedürfnisse der Selbstverwirklichung und der Liebe bzw. Wertschätzung befriedigt werden. Sehr verbreitet auch in der Pflege ist der Begriff der klientenzentrierten Beratung, der später durch den Terminus „personenzentrierte Beratung" ergänzt wurde, um deutlich zu machen, dass nicht nur mit einzelnen Personen, sondern auch Gruppen und Organisationen nach dem gleichen Ansatz gearbeitet werden kann.

Als Kernbedingungen für die zentrale Bedeutung der Beziehung zwischen Berater bzw. Therapeut und dem Ratsuchenden formuliert Rogers drei Variablen, die der Berater mitbringen muss. Als erstes benötigt dieser Akzeptanz und damit Achtung und emotionale Wärme gegenüber dem Klienten, auch wenn dessen Verhalten oder Position abgelehnt wird. Als zweites braucht der Berater nach Rogers Empathie, um die Position des Betroffenen nachvollziehen und verbalisieren bzw. spiegeln zu können. Drittens benötigt der Berater Kongruenz und somit die Bereitschaft zum Offen-Sein und zum bewussten Anerkennen seiner Gefühle und Einstellungen. Dies schließt nach Rogers auch ausdrücklich Echtheit im dem Sinne ein, dass PsychotherapeutInnen und BeraterInnen auch und besonders sich als Person dem Klienten in der Begegnung zu erkennen geben (Krämer 2005). Berater bezeichnen heute oft ihre Ansätze als personenzentriert, wenn sie die Orientierung an den Bedürfnissen des Klienten deutlich machen oder sich in der Berater-Klienten-Beziehung an den genannten Kernbedingungen orientieren wollen. Auch in der Pflege werden für den Kontakt zwischen Pflegenden und Gepflegten oft Empathie, Echtheit und Akzeptanz als Richtschnur für die Interaktion verwendet (Gittler-Hebestreit 2006, S. 43). McLeod (2004) empfiehlt die Methode v.a. für Menschen, die sich in Übergangsphasen befinden. Sie ist zudem nach seiner Ansicht auf Bedürfnisse von Menschen in einer sich verändernden Welt abgestimmt. Auch das in Rogers Konzept verankerte Ziel, die im Klienten angelegten Ressourcen zu Unabhängigkeit und Selbstverwirklichung zu fördern, decken sich mit den in Kapitel 2.1 formulierten Vorstellungen des autonomen Nutzers im Gesundheitswesen. Somit finden sich einige Aspekte im humanistischen

Beratungsansatz, die sie auch für die Beratung von und den wertschätzenden Umgang mit pflegenden Angehörigen als wertvoll erscheinen lassen. So werden in der Psychosomatik humanistische Verfahren eingesetzt, um z.B. bei der Unterstützung und Bewältigung von chronischen Krankheiten zu helfen. Auch Hilfen bei der Auseinandersetzung mit der Frage nach dem Sinn des Lebens sind sowohl beim Kranken selber als auch bei den hochbelasteten Pflegenden denkbar. Allerdings finden sich auch etliche, bedeutsame Kritikpunkte am humanistischen Konzept. So bemängeln viele Autoren die geringe, theoretische Fundierung (McLeod 2004), andere sehen die Effizienz des Ansatzes als nicht ausreichend erwiesen an. Zudem benötigt der Klient eine hohe, verbale Fähigkeit und Bereitschaft zur Auseinandersetzung mit der eigenen Lebenssituation, die in der Pflegeberatung nicht immer gegeben ist (Koch-Straube 2001). Zudem ist Rogers Menschenbild auf das Individuum fokussiert und das umgebende, soziale Netzwerk sowie gesellschaftliche Aspekte werden kaum berücksichtigt (Gröning 2007). Auch bleibt umstritten, ob die von Rogers postulierten idealistischen Grundannahmen Bestand haben. Wied (1999) warnt vor dem Risiko, dass durch mangelhafte Ausbildung und unreflektierten Umgang mit der Methode bei gleichzeitig großem moralischen Anspruch (wie z.B. dem zum „gleichzeitigen Reifen mit den Patienten") Berater vorschnell ausbrennen können. Insbesondere Pflegende neigen nach Wied dazu, die Fähigkeit zum Loslassen zu vernachlässigen und sich an Patienten zu klammern, „… um ihre eigene existentielle Leere auszufüllen…" (ebd., S. 135). Dies zeigt den hohen Reflexionsgrad, mit dem Beratende dem Interaktionsprozess begegnen müssen.

131

4.2.1.4 Systemische Konzepte

Während in den vorangegangenen Grundkonzepten psychologischer Beratung der Mensch als Wesen betrachtet wird, das zwar Bindungen eingeht, aber doch autonom bleibt und somit im Prinzip unabhängig von der umgebenden, sozialen Umwelt existiert, wird das Individuum in der systemischen Beratung primär als Teil eines größeren Ganzen gesehen (McLeod 2004). Der Ansatz, der stark zu einer Abkehr von traditionellen medizinisch-psychiatrischen Modellen beigetragen hat, wurde zunächst hauptsächlich in der Familientherapie umgesetzt. Das Problem eines Familienmitgliedes sollte nicht personenzentriert, sondern im dynamischen Austausch mit der Familie betrachtet und interpretiert werden. Die Erkenntnis, dass Personen nicht nur mit ihren Familien, sondern auch anderen Systemen im Austausch stehen, führte zum erweiterten Begriff von der Familienberatung bzw. - therapie zur systemischen Beratung (Brunner 2004). Die Analyse von „Personensystemen und ihren Beziehungsnetzwerken" (ebd. S. 659) beruht auf systemtheoretischen Ansätzen von Bertalanffy, Weiner und Bateson, welche davon ausgehen, dass ein Ganzes eines gesellschaftlichen, biologischen oder mechanischen Systems aus miteinander verbundenen Teilen besteht, und jede Veränderung eines Teiles Auswirkungen auf das restliche System hat, welches immer das Ziel anstrebt, ein homöostatisches, stabiles Gleichgewicht zu erreichen. Familiäre Gleichgewichte, die durch klare Alltagsregeln und Rollenzuteilungen der Familienmitglieder entstehen, bedürfen allerdings einer Revision, wenn keine Metaregeln zum Anpassen an Veränderungen vorhanden sind (Sickendiek, Engel, Nestmann 1999). Als Beispiel kann man den Vater nehmen, der durch Krankheit seine dominierende Rolle als Familienoberhaupt nicht mehr ausfüllen kann. Oder persistierende Probleme werden unterdrückt, weil Familienkrisen, die z.B. durch die Krankheit eines Mitgliedes auftreten, wichtiger erscheinen. Systemische Beratung im Sinne dieser Theorien versucht also, die Beziehungen und Kommunikationsprozesse von Personen in einem System zu erhellen, um daraus Rückschlüsse für die zu bewältigenden Probleme zu schließen und neue Rollen und Regeln zu erarbeiten oder die Kommunikation innerhalb der Gruppe zu verbessern. Dabei ist neben offensichtlichen Personensystemen und Beziehungsgefügen auch zu berücksichtigen, wie die beteiligten Personen die Beziehungen untereinander jeweils wahrnehmen und „konstruieren" (Brunner 2004 S. 656). Eine bekannte Methode der systemischen Therapie ist das „zirkuläre Fragen", mit dem jeweils ein Familienmitglied über zwei andere Personen Auskunft geben soll mit der Absicht, bei den Beteiligten ein Gefühl für die Interaktionen innerhalb der sozialen Gruppe entstehen zu lassen. Systemische Beratung hat zum Ziel, die Autonomie und Selbstorganisation der Betroffenen zu stärken und mithilfe von Reflexion und Äußern eigener Hypothesen Ideen als Anstoß zur Veränderung zur Verfügung zu stellen. Systemische Ansätze stellen für den Berater aufgrund der Komplexität der Vorgänge eine große Herausforderung dar. Zudem bleibt der Ansatz zu einseitig, wenn interpersonelle Aspekte oder auch systemische Aspekte außerhalb der Familie unberücksichtigt bleiben (Koch-Straube 2001/ Sickendiek, Engel, Nestmann 1999). Da häusliche Pflege sich jedoch immer mindestens in der Beziehung respektive dem „Minimalsystem" zwischen dem Pflegenden und dem Gepflegten ausdrückt und darüber hinaus oft auch in ein größeres familiäres Beziehungsgefüge mit hoher Komplexität in Bezug auf Dynamiken, Interessen, Rollen, wahrgenommenen Pflichten, Rechten und Aufgaben und den daraus resultierenden potentiellen Konfliktneigungen integriert ist, erscheint der systemische Ansatz als bedeutungsvolle Chance, aus der sozialen Dynamik resultierende Problemlagen aufzugreifen und systematisch zu reflektieren. Interessant ist insbesondere auch bei der Beratung von pflegenden Angehörigen, dass der systemische Ansatz durch feministische, narrative und multikulturelle Ansätze erweitert genutzt werden kann.

Wie in Kapitel 3 deutlich wurde, erscheint es dringend notwendig zu sein, dass auch Beratung sich den Herausforderungen einer globalisierten Welt durch Ansätze stellt, welche die kulturellen Unterschiede innerhalb der Bevölkerung wahrnehmen und in den Beratungsprozess mit einfließen lassen.

°**Multikultureller Ansatz:** Multikulturelle Ansätze wie die von Pedersen (in McLeod 2004) gehen davon aus, dass die Teilhabe an einer Kultur die individuelle Entwicklung stark prägt, sodass auch die in einem Beratungsprozess gezeigten Gedanken, Gefühle und Verhaltensweisen der zu Beratenden letztlich dadurch stark beeinflusst werden. Entgegen sonstiger Vorstellungen haben multikulturelle Ansätze jedoch nicht das Ziel, den Berater mit Wissen über sämtliche relevante Kulturen „vollzustopfen" und vom Berater ein Detailwissen von jeder Kultur zu erwarten. Dies würde dem einzelnen zu Beratenden auch nicht gerecht werden, da auch einzelne Ethnien keine geschlossenen Einheiten mit homogenen, identischen kulturellen Vorstellungen bilden (Uzarewicz 1999). Zudem bieten die Beratungsprozesse nicht den Rahmen, um "in die andere Kultur einzutauchen". Stattdessen sollen multikulturelle Berater in der Lage sein, sensibel, mit aufrichtigem Interesse und mithilfe von schematischen Modellen Kernaspekte der individuellen, kulturellen Identität zu erfassen und in den Beratungsprozess zu integrieren. Dabei handelt es sich nach McLeod (2004) um Gesichtspunkte wie das jeweilige Realitätskonzept (z.B. dualistisch oder holistisch), das gezeigte Selbstkonzept (autonom, referentiell oder sozial,…), das jeweilige Moralverständnis, die non-verbalen Verhaltensweisen, die Geschlechterbeziehungen oder die Art, wie Gefühle ausgedrückt werden. Ein anderer Ansatz von Falicov (ebd.) bezieht sich auf Faktoren wie die Familienstruktur, den Lebenszyklus, die Umwelt der Klienten und deren Migrations- und Akkulturationserfahrungen (ebd., S. 229). Dyche und Zayas (ebd. S. 231) warnen vor der Gefahr, dass Berater durch ein zu theoretisches, intellektualisiertes Verständnis von der Kultur des zu Beratenden nicht mehr die individuelle Person, sondern nur noch die Kultur zu sehen. Sie schlagen deswegen eine „Position der kulturellen Naivität" und des respektvollen Interesses vor, um mit dem Klienten gemeinsam ein Verständnis dafür zu erarbeiten, welche Bedeutung bestimmte kulturelle Aspekte für ihn haben.

Zusammenfassend kann gesagt werden, dass die Idee, dass Berater von pflegenden Angehörigen ein „Grundgerüst kultureller Unterschiede" und eine gewisse „kulturelle Empathie" (ebd. S. 242) mit in den Beratungsprozess nehmen und dabei auch eigene, kulturelle Identität reflektieren, ein überaus wichtiger Faktor für eine gelingende Interaktion mit den Ratsuchenden ist. Die zunehmende Zahl von Pflegebedürftigen aus anderen Kulturen und deren Familien macht es notwendig, sich insbesondere mit den individuellen Vorstellungen von Krankheit, Leiden, Tod und Pflege zu beschäftigen und die jeweiligen Konstrukte in den Pflege- und Beratungsverlauf einzubeziehen.

4.2.1.5 Der Lösungsorientierte Ansatz

Der Lösungsorientierte Ansatz geht auf den amerikanischen Psychologen Steve de Shazer zurück. De Shazer hatte in Beratungsgesprächen beobachtet, dass es hilfreich war, wenn die Klienten sich nicht primär mit den Problemen und ihren Ursachen beschäftigten, sondern mit den Aspekten, die „gut laufen". Er konstruierte daraus das Prinzip der ersten Stunde als eines der zentralen Werkzeuge des lösungsorientierten Ansatzes, nach dem die Ratsuchenden Bereiche ihres Lebens ausmachen sollen, die keiner Veränderung bedürfen (Bamberger 2004). Ein zweites, zentrales Instrument ist die „Wunderfrage" oder „Wundermethode", mit deren Hilfe die Betroffenen ihre Aufmerksamkeit auf das richten sollen, was funktioniert bzw. was funktionieren könnte. Die Wundermethode drückt sich aus in hypothetischen

Fragen wie „nehmen wir für einen Moment an, Ihre Probleme seien verschwunden... woran merken Sie das? Was wird anders sein?" Oder der Berater richtet durch Ausnahmefragen die Aufmerksamkeit auf Aspekte, die ein vermeintliches Problem im Alltag weniger unangenehm erscheinen lassen („wann haben Sie das Problem schon mal weniger schlimm erlebt und warum?"). Mithilfe dieser und anderer Fragetechniken sowie einer bewusst positiven Konnotation der hilfreichen Ressourcen des Klienten sollen so langsam ein geeignetes Lösungsverhalten in den Alltag integriert werden. Dabei wird der Beratungsprozess in die fünf Phasen „Synchronisation" (Begrüßung, Problem vorstellen, Klient Gefühl des Respekts und des Verstehens vermitteln), „Lösungsvision" (Perspektivwechsel vom Problem auf das Nicht-Problem durch Fragetechniken), „Lösungsverschreibung", „Lösungsevaluation" und „Ende der Beratung" unterteilt. Die Lösungsorientierte Beratung grenzt sich damit tiefgreifend von anderen Ansätzen ab, weil sie nicht das Problem und seine Ursache analysiert, sondern die Konstruktion von Lösungen in den Vordergrund stellt, sodass eine Problembearbeitung möglich wird, ohne das eigentliche Problem zu erkennen. Durch Weiterentwicklungen wurden neben der Konstruktion von Lösungen noch die Prinzipien der Utilisation (Nutzung aller Ressourcen des kooperativen und als Experte seines Lebens geltenden Klienten, die für die Rekrutierung von Lösungsansätzen hilfreich sind), der Konstruktivität (Wirklichkeit als individuelle Konstruktion; auch Probleme sind etwas Konstruiertes und können umkonstruiert werden), der Veränderung (Lösung bedeutet Veränderung, und schon ein erster Schritt hierzu bewirkt eigendynamische Veränderungsprozesse) und der Minimalintervention (Beratung ist selber ein Problem und dient nicht zur Gesamtrenovierung, sondern zur Kurzintervention) ergänzt. Lösungsorientierte Ansätze werden zu den Systemischen Verfahren gezählt. Der Lösungsorientierte Ansatz ist in seiner Wirksamkeit durch viele Studien belegt und gilt als schnell

136

wirksame und pragmatische „Empowerment-Methode", die sich im Zuge knapper werdender Zeit- und Geldressourcen großer Beliebtheit erfreut (Nestmann, Engel, Sickendiek 2004, S. 601). Seine Anwendung in Bezug auf die Pflegeberatung wird in Kapitel 4.2.5 in Zusammenhang mit dem „Wittener Modell" noch einmal aufgegriffen und diskutiert.

4.2.2 Der sozialwissenschaftliche Ansatz

Sozialwissenschaftliche Beratungskonzepte sind v.a. in den 1970er Jahren entstanden und läuteten einen Paradigmenwechsel von den eher individualistischen und krankheitsorientierten Perspektiven der psychologischen Therapie und Beratung ein. Ziel war es, die sozialen und ökonomischen Bedingungen der zu Beratenden als Verursacher von Problemen stärker zu berücksichtigen (Koch-Straube 2001). Durch Überwindung der Dichotomie von psychologischen und sozialen Beratungskonzepten entstanden im Verlauf psychosoziale Ansätze, die v.a. von Sozialarbeitern und Sozialpädagogen genutzt wurden und die sich in deutlich stärkerem Maße mit der Alltagswelt der Ratsuchenden beschäftigten, als dies bisher der Fall gewesen war. Bereits in dieser Arbeit dargestellte zentrale Begriffe wie Autonomie und Mündigkeit der Ratsuchenden, die auf den Philosophen Edmund Husserl zurückgehende Lebensweltorientierung sowie Ressourcen- und Kompetenznutzung finden hier ihren Ursprung. Die genutzten Beratungsansätze wie das Transaktionale Konzept sind nicht einheitlich, sondern eklektisch im Sinne einer Nutzung von verschiedensten psychologischen Ansätzen in Verbindung mit sozialen und ökologischen Elementen (Sickendiek, Nestmann, Engel 1999). Sozioökologische Ansätze sollen so z.B. helfen, das soziale Netzwerk von Ratsuchenden zu stärken, um eine bessere Unterstützung im Alltag zu ermöglichen (ebd., S. 184).

4.2.3 Pädagogische Beratungsansätze

Pädagogische Beratung ist nicht unbedingt als eigener Ansatz zu verstehen, sondern steht in enger, nicht klar definierter Beziehung zur Psychologie oder wurde sogar zu deren Angelegenheit (Gröning 2006). Insbesondere humanistische Ansätze der Bezugswissenschaft wurden von PädagogInnen genutzt, um in Beratungsberufen Fuß zu fassen. Massive Selbstkritik in den 1980er Jahren hat jedoch zu einer teilweisen Abkehr des medizinisch-psychologischen Paradigmas und zu der Forderung nach einer „genuinen pädagogischen Beratung" geführt. Am bedeutsamsten für den sozialen Bereich (wie z.B. Seniorenberatung) ist die sozialpädagogische Beratung, die, wie im vorherigen Abschnitt bereits erwähnt, Aspekte wie Alltagstheorie und psycho-soziale Ansätze, aber auch das Case-Management in ihre Arbeit integriert. Da sich pädagogische Beratung auf den schulischen Bereich bezieht oder sich mit sozialwissenschaftlichen und psychologischen Ansätzen und Arbeitsfeldern überschneidet, soll an dieser Stelle nicht vertieft auf sie eingegangen werden.

4.2.4 Integrative Ansätze

Wie die Darstellung der bisher diskutierten Beratungsansätze gezeigt hat, orientieren sich die verschiedenen Konzepte an unterschiedlichen Theorien und Menschenbildern, die entsprechende Auswirkungen auf den Beratungsprozess haben. Integrative Beratungstheorien gehen davon aus, dass diese Basiskonzepte die zu behandelnden Probleme aus einer jeweils unterschiedlichen und notwendigen Perspektive beleuchten und somit auch alle in gewisser Weise relevant sind. Ein reines Addieren oder Aneinanderreihen der Konzeptionen erscheint jedoch willkürlich und unbefriedigend zu sein, sodass es notwendig erscheint, durch eine metatheoretische Perspektive alle Ansätze zu vergleichen und dann in Form integrativer Beratungsmethoden zu nutzen. Groeben (in Nestmann, Engel, Sickendiek 2004) fasst in den drei wissenschaftstheoretischen Gegenstandseinheiten Verhalten, Tun und Handeln jeweils die Ansätze zusammen, die das gleiche oder ein ähnliches Menschenbild zeigen, wobei die Beziehung zwischen Klient und Beratendem in der genannten Reihenfolge zunehmend symmetrischer und partnerschaftlicher werden. Die Einheit des Verhaltens umfasst im Wesentlichen behavioristische Konzeptionen zusammen. Die Einheit des Tuns bezieht sich auf Theorien wie die Psychoanalyse, die sich v.a. auf die Suche nach unbewussten Prozessen hinter den sichtbaren Verhaltensformen macht. In der Einheit des Handelns werden hingegen v.a. die in den anderen Einheiten unberücksichtigt gebliebenen positiven Aspekte wie die „bewusste Handlungsfähigkeit des Menschen" (ebd. S. 668), das Selbstmanagement der Menschen und die Verbesserung der Selbststeuerungsfähigkeit betont, wie sie z.B. in der Humanistischen Psychologie zu finden sind. Eine Integration dieser Einheiten findet sich methodisch z.B. im „Ethisch-sequentiellen Vorgehen", in der primär die empirisch erfolgreichsten Verfahren beim Klienten angewendet werden und möglichst viele Perspektiven Berücksichtigung finden und gleichzeitig in ihrem Absolutheitsanspruch relativiert werden sollen. Der Ratsuchende soll möglichst „unreduziert" wahrgenommen und bei vergleichbarer, empirischer Effektivität aller Einheiten die des Handelns vorgezogen werden. Zur Beziehungsgestaltung zwischen Ratsuchenden zu Beratenden soll nach Wagner (ebd. S. 672) eine „ausgeprägte Parallelität" angestrebt werden. So soll Sprach- und Reflexionsfähigkeit des Klienten ebenso berücksichtigt werden wie die Basisvariablen Empathie, Akzeptanz und Kongruenz und der Aufbau einer symmetrischen, Autonomie zugestehenden Beziehungsgestaltung. Durch eine daraus entstehende „kooperative Beziehungsgestaltung" soll verhindert werden, dass reduktive, aber empirisch überlegene Verfahren des „Tuns" und des „Verhaltens" Widersprüche und

Ablehnung beim Klienten hervorrufen. Petzold beschreibt ein integratives Konzept auf der Basis der Gestalttherapie, der Psychoanalyse und der Verhaltenstherapie, das zudem auch philosophische, naturwissenschaftliche und sozialwissenschaftliche Perspektiven berücksichtigt. Der Begriff der Ko-respondenz als zentrales Konzept bezieht sich auf die dynamische Interaktion zwischen Mensch und Umwelt und die daraus entstehenden Entwicklungen und Einflüsse. Menschliches Leben wird als permanente Integration von Ereignissen, Situationen, die integriert werden müssen, wollen oder noch nicht können und manchmal auch integriert werden, ohne dass es bewusst wird (Koch-Straube 2001). Der integrative Ansatz und seine Verwendung durch Koch-Straube soll im nächsten Abschnitt noch einmal genauer diskutiert werden.

4.2.5 Darstellung und kritischer Diskurs pflegerischer Beratungsansätze

4.2.5.1 Der holistische Pflegeberatungs-Ansatz von Koch-Straube

Im ältesten der hier dargestellten Pflegeberatungsansätze vertritt Koch-Straube (2001) einen integrativen Ansatz. Sie begründet dies mit der besonderen Kommunikation zwischen Pflegenden und Patienten, die gleichermaßen Sprache und Berührung enthält. Koch-Straube vertritt zudem eine holistische Perspektive von Pflege, die aus ihrer Sicht weder durch psycho-soziale Ansätze noch durch den somatischen Blick der Medizin ausreichend erfasst werden können. Koch-Straube greift die beiden Termini Ko-respondenz und Integration als zentrale Begriffe des integrativen Ansatzes von Petzold (vgl. Kapitel 4.2.4) auf, zumal gerade kritische, scheinbar nicht zu bewältigende Situationen wie Krankheit, Sterben, Geburt und Tod und die Integration solcher existentiellen Ereignisse in das Leben aus ihrer Sicht eine zentrale Rolle in der Pflege spielen. Mit dem Leibbegriff umschreibt sie die Notwendigkeit, eine Fokussierung pflegerischer Arbeit auf somatische Aspekte zu überwinden und die Perspektive durch Berücksichtigung des individuellen Erlebens der Betroffenen sowie ihrer „seelischen Dimension" (Koch-Straube 2001, S. 112), ihrer „geistigen Strebungen" sowie der ökologischen und sozialen Umwelt und schließlich der individuellen Biographie zu erweitern. Eine solche Konzeption von leiborientierter Pflege bezeichnet Koch-Straube mit dem Begriff der Sorge und begründet die „Attraktivität" des integrativen Ansatzes durch die Tatsache, dass dieser einer Pflegeberatung im Sinne des Sorgebegriffes gerecht werde. Beratung wird von Koch-Straube als Lernprozess verstanden, welcher das persönliche Wachstum und die Veränderung belastender Situationen zum Ziel hat. Dem Berater kommt zudem die Rolle zu, praktische Erfordernisse der Pflege eines Menschen mit der bio-psycho-sozialen Situation des Ratsuchenden und dessen Bedürfnissen zu verbinden. Interventionen sollen die personale, soziale und lebenspraktische Kompetenz der Betroffenen stärken. Durch einen kontinuierlichen Diagnoseprozess sollen die Probleme unter ganzheitlicher Wahrnehmung des Klienten erfasst werden. Nicht immer können und müssen in der Beratung alle genannten Aspekte nach Koch-Straube entfaltet werden, und Pflegende sollen auch nicht zu therapeutischen Spezialisten gemacht werden. Vielmehr ist es nach ihrer Ansicht wichtig, offen gegenüber der Individualität des Ratsuchenden zu sein und ein Bewusstsein für die Komplexität menschlichen Lebens und Erlebens zu entwickeln.

4.2.5.2 Das Wittener Konzept der Patienten- und Familienedukation

Von Abt-Zegelin verwendet wird in Anlehnung an seine internationale Nutzung der Begriff der „Patienten- und Familienedukation", unter den die Aktivitäten der Information, der Schulung und der Beratung subsummiert werden. Abt-Zegelin als Mitbegründerin des Wittener Konzepts versteht ebenso wie Koch-Straube Beratung als ergebnisoffenen, dialogischen sowie individuellen und bedürfnisorientierten

Prozess, in dem Fragen der alltäglichen Versorgung in Verschränkung mit körperlichen, seelischen und sozialen Faktoren gelöst werden sollen (Abt-Zegelin 2003). Sie geht dabei von Betroffenen aus, die aktiv sein und informierte Entscheidungen treffen möchten und aufgrund der Gesundheitsstörung eines Lern- und Auseinandersetzungsprozesses mit ihrer Situation bedürfen. Abt-Zegelin verwendet in ihrem Edukationskonzept einen lösungsorientierten Ansatz, in der, wie bereits in Kapitel 4.2.1.5 erläutert, nicht die Ursachen der Probleme und ihr Verstehen, sondern das „Tun" im Vordergrund stehen. Die Nullpunkterfahrung der Betroffenen im Sinne von existentiellen Brüchen in der Biographie wie z.B. der Ausbruch einer schweren Krankheit führen zu einem Verlust der Kontrolle in bestimmten Bereichen des Lebens, welche durch Empowerment und Stärkung der Alltagskompetenz wiedererlang werden soll. Methodisch setzt die Wittener Gruppe auf Mikroschulungen (kleine Schulungseinheiten, um spezifische Verhaltensweisen und Fertigkeiten zu schulen) und auf die Implementation von Patienten-Informationszentren (Abt-Zegelin 2007) mit multimedialer Ausstattung, in denen Klienten mithilfe von Mitarbeitern zu den bestehenden Fragen und Themenwünschen recherchieren und zudem Seminare, Vorträge, Kurse und Ausstellungen in Anspruch nehmen können. In einem von der Robert-Bosch-Stiftung geförderten Projekt wurden über einen Zeitraum von 18 Monaten auch pflegende Angehörige geschult.

4.2.5.3 Biografische Diagnostik in der Pflegeberatung nach Darmann-Finck und Sahm

Ich hoffe, dass es mir gelingt, der Person, mit der ich zu tun habe, so zuhören zu können, dass sie dadurch befähigt wird, aus sich heraus die Entscheidung zu finden, nach der sie handeln wird." (Kirkpatrick 1985; in Tschudin 1990, S. 85)

Darmann-Finck und Sahm (2006) setzen sich zunächst in ihrem Artikel über biografieorientierte Diagnostik mit den beiden Ansätzen von Koch-Straube und Abt-Zegelin kritisch auseinander. Zwar befürworten sie im Ansatz von Koch-Straube, dass mittels bio-psycho-sozialer Ausrichtung und leiborientierter Beratung individuelle Hintergründe des Betroffenen berücksichtigt werden sollen. Es bleibt jedoch aus ihrer Sicht im Dunkeln, wie dies in der Beratung methodisch umgesetzt werden soll. Der von Koch-Straube genannte gestalttherapeutische Ansatz hebt nach Meinung von Finck-Darmann und Sahm zu sehr auf die psycho-sozialen Folgen der Pflegesituation ab. In Bezug auf den Ansatz von Wittneben kritisieren Darmann-Finck und Sahm (2006), dass die im Wittener Konzept genannten Faktoren „Erkrankung, Handlungsfähigkeit und Motivation" sehr stark an das verhaltensmedizinische Modell von Hermanns und Kulzer angelehnt sind, das mit seinen kognitiven, emotional-motivationalen und behavioralen Ebenen dem biomedizinischen Paradigma zuzuordnen ist. Trotz des genannten Ziels des Wittener Konzepts, ein Empowerment der Klienten zu bewirken, ist nach Ansicht der Forscherinnen somit wohl doch eher die Compliance der Ratsuchenden gefragt. Darmann-Finck und Sahm stellen den diskutierten Ansätzen keinen gänzlich neues Beratungskonzept entgegen, sondern schlagen vor, die Grenzen der aus ihrer Sicht grundsätzlich nutzbaren pflegerischen Beratungsansätze von Wittneben und Koch-Straube durch das Konzept der biografieorientierten Diagnostik zu überwinden. Der aus der Soziologie stammende Begriff der biografischen Arbeit soll nach Darstellung der Autorinnen dazu genutzt werden, die Kontinuität und Identität der Betroffenen zu sichern und durch das Erzählen der eigenen Biografie Reflexion und Orientierung zu geben. Außenstehende wie der Berater erhalten über die erzählte Biografie Anhaltspunkte über die Lebensbedingungen und -ereignisse der Betroffenen und deren subjektive Interpretation. Methodisch eingesetzt wird mit dem narrativen Interview von Schütze (ebd. S. 291) ein rekonstruktivhermeneutischer Zugang. Die Ratsuchenden (bzw. Probanden in Forschungsarbeiten) werden durch offene Fragen dazu angeregt, über ihre Lebensgeschichte bzw. bestimmte Lebensphasen zu erzählen. Der Zuhörer soll die Erzählenden möglichst wenig unterbrechen und die vom Zuhörer selbst gewählten Schwerpunktsetzungen und Auslassungen erfassen und auswerten im Hinblick auf „Orientierungs-, Verarbeitungs-, Deutungs- und Legitimationsfunktionen" (ebd., S. 291). Das offene Zuhören kann durch erzählgenerierende und thematische Nachfragen ergänzt werden. Darmann-Finck und Sahm können kaum Forschungsarbeiten zur Erfolgsquote der mittels biografischer Diagnostik praktizierten Beratung vorweisen. Ergebnisse von Hanses von 2000 (in Darmann-Finck, Sahm 206, S. 291) zeigen jedoch, dass Berater durch die Methode individualisierter und sensibilisierter auf die Ratsuchenden und deren Krisen und Leistungen ein- und weniger typisierend vorgingen. Auch eigene Erfahrungen der Forscherinnen bezüglich der Befragung von chronisch Kranken im Rahmen eines Seminars an der Universität Bremen zeigen, wenn auch nicht repräsentativ, dass mithilfe der biografischen Diagnostik eine „…lebensgeschichtlich geprägte Krisenverarbeitung der Ratsuchenden…" möglich ist (ebd., S. 292). Hartmut Remmers sieht in der Biografiearbeit eine Möglichkeit, die Expertenschaft der Klienten zu berücksichtigen und die Aufdeckung persönlicher Ressourcen und Kompetenzen zu ermöglichen (Remmers 2006).

4.3 Nutzen und Grenzen der dargestellten Ansätze für die Beratung von pflegenden Angehörigen

Wie Kapitel 3 gezeigt hat, sind Angehörige durch das häusliche Pflegearrangement einer großen Vielzahl von Aufgaben und Belastungen ausgesetzt mit z.T. erheblichen Auswirkungen auf die eigene Lebenswelt. Daraus ergeben sich, wie

144

ebenfalls dargestellt, sachliche (rechtliche und sozialversicherungstechnische Dimension), fachliche (medizinisch-pflegerische Beratungsdimension) und psychosoziale Problem- und Fragestellungen, die sich zudem gegenseitig bedingen und beeinflussen. Beratungskonzepte, die rein intrapsychische oder nur soziale Aspekte berücksichtigen, werden einer solch komplexen und vielschichtigen Beratungssituation kaum hinreichend gerecht, enthalten jedoch wichtige und hilfreiche Perspektiven für die Beratung von pflegenden Angehörigen. Integrative Beratungskonzepte sind hervorzuheben, weil sie einen Versuch zur Integration verschiedener Ansätze darstellen und damit die Möglichkeit bieten, die Grenzen der einzelnen Beratungstheorien zu überwinden. Das Ethisch-Sequentielle Vorgehen bietet professionellen Beratern einen Leitfaden, um die je nach Beratungsbedürfnis empirisch beste Strategie auszuwählen. Regeln wie die Bevorzugung von möglichst wenig „reduzierenden" Strategien (vgl. Kapitel 4.2.4) und das Anstreben von „Parallelität" mit dem Ratsuchenden schaffen zudem eine wichtige ethische Basis zur Berücksichtigung der Klienten-Autonomie. Der integrative Ansatz von Koch-Straube zur Konzeptionierung einer Pflege-Beratung ist deswegen als äußerst interessant zu bezeichnen, enthält jedoch einige diskussionswürdige Aspekte. So ist erneut die Kritik von Darmann-Finck und Sahm aufzugreifen, dass der gestalttherapeutische Ansatz zu einseitig in seiner Ausrichtung bleibt. Auch die methodische Umsetzung ist unklar. Zudem muss kritisch hinterfragt werden, inwieweit der bio-psycho-soziale Ansatz, der offensichtlich bei den holistischen Pflegetheorien verortet ist, überhaupt von Pflegenden geleistet werden kann. Insbesondere die in der holistischen Literatur verwendete Rhetorik bei der Beschreibung der Beziehung zwischen Pflegenden und Patienten, die z.B. mit den Begriffen Partnerschaft und Vertrauen verbunden ist, erinnert an eine „Semantik der Intimität und der romantischen Liebe, wie sie in innigen Zweierbeziehungen üblich ist" (Richter 1998, S. 259) und von professionellen Pflegenden kaum geleistet

145

werden kann. An dieser Stelle stößt auch der Begriff der symmetrischen Kommunikation an seine Grenzen, zumal er in holistisch-partnerschaftlicher Auslegung bedeutet, dass zumindest theoretisch auch der Pflegende seine „intimsten Wünsche und Geheimnisse" (ebd., S. 260) preisgeben soll. Was fehlt, ist die Ausbildung einer professionellen Distanz, die trotz aller Forderung nach Kongruenz und Empathie notwendig erscheint.

Als zweiter wichtiger Ansatz ist das systemische Beratungskonzept zu nennen, das einen wichtigen Beitrag leisten könnte, um die Auswirkungen des häuslichen Pflegearrangements auf das soziale Umfeld zu hinterfragen und Gesundheitskrisen einzelner Familienmitglieder als Familienkrise aufzuarbeiten. Hier gilt es z.B. mit Hilfe der Beratung, die Auswirkungen chronischer Erkrankungen in das Alltagsleben zu integrieren, Rollen neu zu definieren und zu verteilen und Metaregeln zum Anpassen an die krisenhaften Veränderungen zu erarbeiten. Zudem bietet der Ansatz interessante, methodische Mittel im Bereich der multikulturellen Beratung, die in Anbetracht der stark wachsenden Zahl von Pflegebedürftigen und pflegenden Familien mit Migranten-Hintergrund eine zunehmende Bedeutung erlangt. Systemische Konzepte müssen jedoch um intrapsychische und soziale Aspekte über die Familie hinaus ergänzt werden.

Der Lösungsorientierte Ansatz des Wittener Konzeptes ist trotz Anstrebens von Empowerment und Mündigkeit des Ratsuchenden wegen seiner starken Betonung der Verhaltensmodifikation und seiner damit eher biomedizinischen Ausrichtung eher kritisch zu betrachten (vgl. Kapitel 4.2.5.3). Zudem fällt im Ansatz von Wittneben auf, dass trotz des dreigeteilten Begriffes „Edukation" (s.o.) Beratung wenig im Vordergrund steht, während mit den favorisierten Methoden „der Mikroschulung" und der Patienteninformationszentren (Abt-Zegelin 2007) vor allen Einzel- und Wissensfragen wie „wie verhalte ich mich bei Atemnot" oder „wie verbinde ich ein offenes Bein" (Abt-Zegelin 2003, S. 106) behandelt werden sollen, während komplexere Problemsituationen wie die Integration einer chronischen Krankheit und Pflegebedürftigkeit methodisch kaum berücksichtigt werden. Somit finden vor allem „schulbare" bzw. „Wissens-Aspekte" Beachtung, während tiefergehende Beratungskonzepte fehlen. Das Wittener Konzept bietet jedoch einen wichtigen Beitrag, um die (Wissens-)Autonomie von Patienten und Angehörigen vor allen in den Bereichen der rechtlichen und sozialversicherungstechnischen sowie der medizinisch-pflegerischen Beratungsdimension zu stärken.

Der Ansatz der Biografiearbeit von Darmann-Finck und Sahm in der pflegerischen Beratung ist ein interessanter Ansatz, um insbesondere bei der langzeitlichen Betreuung von chronisch Kranken bzw. Pflegebedürftigen individuelle lebensgeschichtlich gewachsenen Bedürfnisse, Ressourcen, Kompetenzen und Copingstrategien in das pflegerische Arrangement zu implementieren. Der Berater muss jedoch berücksichtigen, dass er für das narrative Interview und die Auswertung entsprechende zeitliche Ressourcen einplanen muss. Die Methode scheint insofern für die Suche nach schnellen Lösungen wenig geeignet zu sein.

4.4 Zusammenfassung

Professionelle Beratung erlangt im Zuge einer immer schnelllebigeren und komplexeren Lebenswelt und Gesellschaft eine zunehmende Bedeutung. Verschiedene Professionen bieten auf dem Beratungsmarkt eine fast unüberschaubare Zahl an Beratungskonzepten an. Wie schon die verschiedenen Definitionen von Beratung zeigen, ist Beratung als kommunikative Tätigkeit zu verstehen und bedarf somit einer kommunikationstheoretischen Reflexion. Mithilfe des Modells der Themenzentrierten Interaktion konnte gezeigt werden, dass der

Beratungsprozess „nicht isoliert von der Welt", sondern immer auch im Kontext verschiedener, einflussnehmender Ebenen (wie z.B. die individuellen Eigenschaften der beteiligten Personen oder das ökologische Umfeld) statt findet, welche ebenfalls berücksichtigt werden müssen. Der Beratungsbegriff ist zudem vor allem von oft synonym verwandten Termini wie Therapie und Case Management abzugrenzen, um seinen besonderen Auftrag deutlich zu machen. Das heutige Pflegeverständnis (Beratung inbegriffen) distanziert sich von paternalistischen Ausrichtungen und strebt eine symmetrische Kommunikation mit den Ratsuchenden an, in der eine aktive Einbeziehung und die Stärkung der Autonomie der Betroffenen im Vordergrund allen Handelns steht. Die in der Literatur oft verwendeten Begriffe der Neutralität und Unabhängigkeit folgen keiner einheitlichen Interpretation. Allerdings wurde deutlich, dass Beratung frei von partikularen Interessen nur dem Ratsuchenden verpflichtet sein darf. Dieser Aspekt scheint in § 7a SGB XI durch den großen Einfluss der Beratung durch den Kostenträger nicht gewährleistet zu sein. Zudem muss Beratung über qualitativ hochwertiges, sorgfältig recherchiertes und stets aktualisiertes Wissen verfügen. In Anbetracht der komplexen Beratungsbedürfnisse von pflegenden Angehörigen scheinen vor allem integrative und systemische Ansätze bedeutungsvoll zu sein, allerdings bieten auch Ansätze wie das Wittener Konzept oder die Biografiearbeit wichtige Perspektiven, die je nach Beratungsbedürfnis ebenfalls einen wichtigen Rahmen bieten können. Es zeigt sich somit, dass die Beratung pflegender Angehöriger auch in Anbetracht geringer empirischer Daten nicht nur einem Konzept verhaftet bleiben sollte.

5. Konzept zur Beratung von pflegenden Angehörigen

Aus dem pflegewissenschaftlichen Diskurs der vorherigen Kapitel ergeben sich wichtige und notwendige konzeptionellen Überlegungen und Aspekte für die Beratung von Angehörigen, die Pflegebedürftige des dritten und vierten Lebensalters zuhause versorgen. Diese werden im vorliegenden Kapitel zusammengefasst dargestellt.

5.1 Definition zur Beratung von pflegenden Angehörigen

Formelle Beratung von pflegenden Angehörigen stellt ein flexibles, freiwilliges, nicht bevormundendes und niedrigschwelliges Interaktionsangebot dar, bei der die professionell beratende(n) Person(en) die Ratsuchende(n) – mit Einsatz kommunikativer Mittel und Regeln und unter Reflexion der kommunikativen Prozesse und äußerlicher Faktoren- dabei unterstützen, in Bezug auf rechtliche, sozialversicherungstechnische, psycho-soziale, systemische und medizinisch-pflegerische Aspekte des informellen Pflegearrangements mehr Wissen, Autonomie, Orientierung sowie Coping- und Lösungskompetenz zu gewinnen.

Die Interaktion hat zum Ziel, unter Ausschöpfung aller vorhandenen gesundheitsfördernden, rehabilitativen, kurativen, präventiven und palliativen Möglichkeiten und unter Berücksichtigung der individuellen Lebenswelt das Pflegearrangement zu stabilisieren, die Belastungen und ihre Folgen zu mindern und die Qualität der pflegerischen Arbeit in konstruktiver Zusammenarbeit mit professionellen Diensten zu verbessern.

149

5.2 Das zu beratende Klientel

Im Rahmen des vorliegenden Konzeptes werden unter „pflegenden Angehörigen" Menschen verstanden, die Personen des dritten und vierten Lebensalters mit Hilfe- und Pflegebedürftigkeit (in allen Schweregeraden) informell im häuslichen Setting versorgen. Zu den informell Pflegenden und Helfenden gehören neben Angehörigen auch Freunde, Bekannte und Nachbarn. Berücksichtigt werden muss die zunehmende Zahl an Pflegebedürftigen und informell Pflegenden mit Migrationshintergrund. In Anlehnung an Ritschel et al. (2008) lassen sich drei Gruppen von zu beratenden Angehörigen aufzeigen:

1. Angehörige die schon länger pflegen und die Pflege nicht mehr alleine sicherstellen können 2.Angehörige, die Pflege nach einem akuten Ereignis sicherstellen müssen   3. Angehörige, die präventive Information zum Thema Pflegebedürftigkeit und Pflege suchen.

5.3 Ziele und Inhalte der Beratung von pflegenden Angehörigen

° **Ziele und Aufgaben der Beratung:** Die Beratung strebt an, pflegende Angehörige dabei zu unterstützen, eine qualitativ hochwertige und bedürfnisorientierte Pflege zu ermöglichen, welche das Wohlbefinden sowohl der Pflegebedürftigen als auch der Pflegenden berücksichtigt. Die Beratung ist außerdem ein Angebot, um den Ratsuchenden dabei zu helfen, das häusliche Pflegearrangement in die individuelle Lebenswelt zu integrieren und auftretende Belastungsaspekte zu mildern, zu verhindern oder zu vermeiden. Bei der Nutzung von professionellen Pflegehilfen kann die Beratung zu einer guten Kooperation zwischen dem informellen und dem externen, institutionellen System beitragen.

Beratung trägt somit zur Stabilität des häuslichen Pflegearrangements bei und kann somit einen Beitrag leisten, einen Heimeintritt zu verhindern, wenn dieser von den Betroffenen nicht ausdrücklich gewünscht wird.

Zum Erreichen der genannten Ziele lassen sich drei Beratungsdimensionen formulieren:

1. Die medizinisch- pflegerische Beratungsdimension (medizinische und pflegerische Wissens- und Handlungskompetenz, Planung von Schulung und Anleitung; vgl. Kapitel 3.5.2)

2. Die psycho-soziale und systemische Beratungsdimension (Analyse von und Umgang mit sozio-kulturellen, familiären, intra-psychischen Aspekten und dem subjektiven Belastungserleben des Pflegenden in Zusammenhang mit dem häuslichen Pflegearrangement; Berücksichtigung persönlicher Variablen wie Alter, Geschlecht, sozioökonomischer Status und Einbeziehung von Selbsthilfegruppen; Stärkung von emotionaler Unterstützung und sozialer Anerkennung; vgl. Kapitel 3.5.3)

3. Rechtliche und sozialversicherungstechnische Beratungsdimension **(Beratung zu den in Frage kommenden Sozialleistungen und Entlastungsangeboten, Aufzeigen der Alternativen, Unterstützung beim Beantragen von Leistungen und rechtlichen Fragen und Auseinandersetzungen; vgl. Kapitel 3.5.4)**

5. 4 Rahmenbedingungen der Pflegeberatungsinstitution

° **Beratungsauftrag:** Wie die Erfahrung zeigt, können vor allem bei frühzeitiger Nutzung Beratungsangebote sehr hilfreich für die Entwicklung des häuslichen Pflegearrangements und die Entlastung pflegender Angehöriger sein. Andererseits

151

werden entsprechende Angebote aus verschiedenen Gründen noch zu selten genutzt. Die Beratung von informell Pflegenden muss deswegen als Handlungsfeld mit implizitem und explizitem Auftrag betrachtet werden, um zu erreichen, dass Problemlagen im häuslichen Pflegesetting nicht nur gelöst, sondern nach Möglichkeit verhindert werden. Trotz der impliziten Auftragsinterpretation bleibt jedoch die Freiwilligkeit von Beratung (in den Beratungsprozess ein- und nach Wunsch jederzeit wieder auszusteigen) eine unabdingbare Voraussetzung.

° **Zugehende, niederschwellige und barrierefreie Konzeption der Beratung:** Die Beratung sollte allen interessierten Ratsuchenden zur Verfügung stehen. Es ist als notwendig zu betrachten, dass der Zugang zum Beratungsangebot nicht durch bürokratische Hürden und monetäre Barrieren erschwert respektive verhindert wird (vgl. Kapitel 3.5.1).

Um möglichst viele betroffene Menschen zu erreichen, ist ein Beratungsangebot anzustreben, in dem durch multimediale Angebote (Internet, telefonische Beratung) verschiedene Zugangswege offen stehen. Die Beratungsstellen sollten durch sinnvolle Öffnungszeiten, Anschluss an den öffentlichen Nahverkehr und ausreichende Parkmöglichkeiten gut erreichbar sein. Terminabsprachen und Hausbesuche sollten in das Beratungsangebot mit einfließen. Durch Medienberichte (regionale Zeitungen etc.), Tage der offenen Tür und Beratungsangebote außerhalb der eigentlichen Einrichtung (z.B. in Krankenhäusern etc.) kann der Bekanntheitsgrad gesteigert und der Zugang zu Betroffenen erleichtert werden.

° **Unabhängigkeit:** Um eine einzig den Interessen des Ratsuchenden verpflichtete Beratung zu gewährleisten, ist eine inhaltliche und weltanschauliche Selbständigkeit und Unabhängigkeit von Kosten- und Leistungsträgern sowie den Herstellern von medizinischen und pflegerischen Produkten sicherzustellen. Die Beratung muss vor partikularen Interessen des Gesundheitssystems geschützt werden. Zur Sicherstellung gehört auch Transparenz in Bezug auf die Mitwirkung von Sponsoren und die Einrichtung eines selbständigen Kontrollsystems und einer Beschwerdestelle für KlientInnen.

° **Neutralität:** Der Berater ist alleine den Interessen der Klienten verpflichtet und in diesem Sinne „parteiisch". Die in der Beratung verwendeten Sachinformationen sind nicht interessengebunden (außer an die des Ratsuchenden). Empfehlungen sollte der Berater nur in reflektierter Form vornehmen. Reflektiert heißt: gut begründet (sachlicher und objektiver Charakter, auf individuelle Situation bezogen), hohe Qualität der Informationen (Sorgfalt in Aufbereitung, Recherche, aktualisiert) sowie deutliche Trennung von Werbung und Information.

5.5 Beziehung und Kommunikation in der Beratung

° Beratung und Kommunikation:

Beratung ist ein kommunikativer Prozess, in dem der Berater aufgefordert ist, unter Berücksichtigung sowohl verbaler als auch nonverbaler sowie kommunikationstheoretischer Aspekte die Interaktion zum Ratsuchenden zu gestalten. Das Ziel besteht darin, die primär asymmetrischen Positionen zwischen „Laie" und „Experte" z.B. durch Wissensvermittlung und Stärkung der Kompetenzen des Klienten anzunähern. Die Gesprächspartner prägen und beeinflussen die Interaktion auch durch persönliche Merkmale wie Vorwissen, Alter, Geschlecht, sozialer und kultureller Hintergrund, körperliche und psychische Befindlichkeit sowie kognitive und psychische Aspekte etc. Der Berater sollte seine eigenen Wertvorstellungen, die unbewusst oder bewusst in das Beratungshandeln mit einfließen, reflektieren. Um dem Ratsuchenden gerecht zu werden, muss der

153

Beratungsprozess an die kommunikativen Kompetenzen des Ratsuchenden angepasst werden. Emotionen wie Ärger, Trauer oder Angst sind nicht als „Komplikation", sondern als normaler Anteil dieser besonderen Beratungssituation zu akzeptieren und müssen einfühlsam und empathisch in die Interaktion integriert werden. Offene und wertschätzende Kommunikation ist ein unerlässlicher Bestandteil von Beratung, um eine notwendige Vertrauensbasis zwischen dem Experten und dem zu Beratenden aufzubauen.

° **Menschenbild und Beratungsbeziehung:** Die Beratung von pflegenden Angehörigen sollte auf eine Orientierung an den Bedürfnissen und auf aktive Einbeziehung des Ratsuchenden abzielen sowie auf die Stärkung seiner Autonomie (vgl. Kapitel 4.1.2.1). Sie muss davon ausgehen, dass der Ratsuchende Selbstbestimmung möchte, auch wenn in existentiellen und kritischen Phasen mehr Expertentum als Hilfe zur Selbsthilfe notwendig oder gewünscht wird und aufgrund fehlender Kompetenzen keine völlige Unabhängigkeit von professioneller Hilfe möglich ist. Autonomie ist also nicht gleichzusetzen mit Unabhängigkeit und einem überfordernden „Alleine-entscheiden-lassen". Vielmehr bedarf es bedürfnis- und autonomieorientierter Methoden wie Aushandlung, Hilfe beim Verständnis der für den Klienten zur Verfügung stehenden Optionen, Einbringen sachlicher und objektiver Gesichtspunkte und die Einbeziehung lebensweltlicher Aspekte.

5.6 Theoretische Ansätze zur Strukturierung des Beratungsprozesses

° **Beratungstheorien:** Da aus jetziger Sicht keine ausreichenden Daten darüber existieren, welche theoretischen Beratungsansätze am effektivsten in der Pflegeberatung und insbesondere in der Beratung von pflegenden Angehörigen sind,

154

ist die Frage nach der Wahl der richtigen Beratungstheorie nicht abschließend zu beantworten. In Anbetracht der komplexen Beratungsbedürfnisse von pflegenden Angehörigen bieten sich aber vor allem integrative und systemische Ansätze für eine umfassende Beratung an. Der Ansatz des Wittener Konzepts von Abt-Zegelin (vgl. Kapitel 4.2.5.2) ist vor allem in Hinblick auf die medizinisch-pflegerische Beratungsdimension ein hilfreicher Ansatz. Für die tiefergehende Aufarbeitung und das Aufdecken von Ressourcen, Kompetenzen und Copingstrategien der Betroffenen stellt das diagnostische Instrument der Biografiearbeit von Darmann-Finck und Sahm (vgl. Kapitel 4.2.5.3) einen interessanten Ansatz dar. Verschiedene Assessmentinstrumente wie die in MuG III (Schneekloth und Wahl 2005) verwendete Häusliche Pflege Skala (HPS) oder das in LEANDER (Zanke Schacke 2006) entwickelte stresstheoretisch fundierte Instrument sind stellvertretende Beispiele für valide Einschätzungsinstrumente zur Belastungssituation der Pflegenden.

° **Beratungsprozess:** Da pflegende Angehörige, wie Kapitel 5.2 zeigt, in ganz unterschiedlichen Situationen zur Beratung kommen, ist nicht immer der gleiche Prozess mit linearem Ablauf möglich. Je nach Beratungstheorie finden sich zudem unterschiedliche Phasen. Grundsätzlich lassen sich jedoch, wie hier in Anlehnung an Norwood (2002) die Phasen „Zugang" (sich bekannt machen, physischer und psychischer Zugang), „Problembestimmung", „Maßnahmen planen und durchführen", „Auswertung" und „Rückzug" aufzeigen, wobei je nach Auswertungsergebnis der Prozess erneut bei der Problembestimmung beginnt.

Eine Besonderheit besteht in der Beratung von chronisch Kranken und ihren pflegenden Angehörigen aufgrund des wechselhaften Krankheitsverlaufes, in dem verschiedene Krankheitsphasen auch zu unterschiedlichen Problemen, Bewältigungsnotwendigkeiten und Beratungsbedürfnissen führt. Da lineare

Beratungsprozesse, wie oben dargestellt, den flexiblen Beratungsbedarfen chronischer Krankheitsverläufe wenig gerecht wird, können in Anlehnung an Corbin, Strauss (1998) und Höhmann (2002) mithilfe des Trajekt-Modells Versorgungsbrüche vermieden und je nach Krankheitsphase die entsprechenden Bedürfnisse und Bedarfe berücksichtigt werden (vgl. auch Kapitel 3.2.1.1).

° **Evaluation:** Pflegerische Beratungsinstitutionen müssen sich immer wieder aufs Neue hinterfragen, um im beständigen, gesellschaftlichen Wandel sicherzugehen, dass das Angebot auf die Bedürfnisse der Klientel zugeschnitten ist und bleibt. Evaluationsprozesse (z.B. durch Umfragen) bieten zudem die Möglichkeit, eine kritische Eigenreflexion vorzunehmen und Fragen zur Wirksamkeit der Beratungskonzeption zu beantworten.

5.7 Anforderungen an den Berater

In Bezug auf die soziale Kompetenz muss der Berater die Bereitschaft mitbringen, sich offen und empathisch auf die Ratsuchenden und ihre Sorgen, Nöte und Probleme einzulassen. Diese Kompetenz ist nur teilweise trainierbar und, wie Frommann (1990) zeigt, auch als Kunst zu verstehen. Der Berater muss in der Lage und willens sein, sich auf verschiedene Personenkreise, Weltanschauungen und kulturelle Hintergründe einzulassen und seine eigenen Wertvorstellungen zu reflektieren.

Die notwendige Sach- und Fachkompetenz ergibt sich aus den drei genannten Beratungsdimensionen. Der Berater muss das genutzte Wissen ständig aktualisieren und sich fortbilden. Dazu benötigt er Kompetenzen, um strukturiert und fachgerecht zu recherchieren und Wissensquellen auf ihre Validität überprüfen zu können.

Hilfreich sind auch erlernte Fertigkeiten zum Lesen und Interpretieren von wissenschaftlichen Arbeiten.

In Bezug auf die kommunikative Kompetenz sollte der Berater die wichtigsten Kommunikationsmodelle kennen und Beratung im Lichte dieser Theorien reflektieren können. Er muss in der Lage sein, kommunikativ auf den Ratsuchenden einzugehen und Sachinformationen verständlich, aber umfassend aufzubereiten. Der Berater muss das Gespräch so leiten, dass die Bedürfnisse des Klienten zum Tragen kommen durch Aushandlung, Aufgreifen, Fortführen und Erweitern, aber vor allem auch durch aktives und geduldiges Zuhören.

Der Berater bedarf auch einer ausgiebigen Methodenkompetenz, um eine erfolgreiche Beratung zu ermöglichen. Dazu gehören konzeptionelle und diagnostische Ansätze, um Problem- und Ursachenerkennung sowie eine strukturierte Lösungs- und Maßnahmenplanung zu ermöglichen. Beispiele hierzu sind die Anwendung der biografischen Diagnostik oder des Trajektmodells ebenso wie die Kenntnis und Anwendung von Asssessmentinstrumenten, mit denen z.B. die Belastungssituation der Angehörigen oder ihre gesundheitliche Situation erfasst werden kann.

5.7.1 Sind Pflegende für die Beratungstätigkeit besonders geeignet?

Die in der Überschrift gestellte und auch im Rahmen der Diskussion des Pflege-Weiterentwicklungsgesetzes neu entflammte Frage nach der besonderen Eignung ist, wie eingangs bereits dargestellt, immer auch eine Diskussion, die von berufsständischen und partikularen Interessen begleitet wird. Der Berufsstand der Pflege, der in langer Tradition und im Schatten der ärztlichen Profession gelernt und verinnerlicht hat, sich „kleinzumachen", muss sich im Zuge der angestrebten

Professionalisierung diese Frage so nicht stellen. Die Zuweisung der Beratungsaufgabe im Pflege-Weiterentwicklungsgesetz u.a. an Pflegende sowie die Implementation von beraterischen Tätigkeiten und Ausbildungsinhalten in der aktuellen Fassung des Kranken- und Altenpflegegesetzes sind als klarer staatlicher Auftrag zu werten, der entschlossen ergriffen werden sollte. Unterstützt wird der gesellschaftliche Auftrag durch ein Positionspapier der WHO (Mundt et al. 2000). Die Frage, ob Pflegende geeignet sind, kann somit nur mit einer Gegenfrage beantwortet werden: warum sollten sie es nicht sein? Oder anders ausgedrückt: wenn Psychologen psychologische Beratung betreiben und Sozialarbeiter soziale Beratung, wer, wenn nicht Pflegende, sollte sonst für die Aufgabe der Pflegeberatung in Frage kommen? Dass bei der Konzeptionierung von Pflegeberatung auf psychologische und sozialwissenschaftliche Methoden und Theorien zurückgegriffen wird, spricht nicht gegen seine Umsetzung durch Pflegende. Wie das Beispiel der integrativen Beratungskonzepte oder die pädagogische Beratung zeigen, sind „Grenzgänge" zwischen den Professionen normal und notwendig. Auch Pädagogen wird die Fähigkeit zur Beratung nicht abgesprochen, auch wenn sie primär auf psychologische und sozialwissenschaftliche Ansätze zurückgreifen. Pflegende sind jedoch keine Therapeuten und Pflegeberatung keine „kleine Therapie". Notwendig ist jedoch ein „diagnostisches Auge" z.B. mithilfe von Assessmentverfahren, um z.B. depressive Symptome zu erkennen und dem Ratsuchenden frühzeitig psychotherapeutische Hilfe vermitteln zu können.

Zwar spielt Beratung im pflegerischen Alltag oft noch eine untergeordnete Rolle (Mundt et al 2000). Dies stellt aber keinen Nachweis dafür dar, dass Pflegende keine Beratung leisten können. Vielmehr zeigt sich, dass Pflegende edukative Aufgaben oft nicht gelernt haben (Gittler-Hebestreit 2006) und zudem die notwendigen zeitlichen und monetären Ressourcen in der primär manuellen Pflege-Arbeit nicht zur Verfügung gestellt bekommen (Abt-Zegelin 2007). Pflegerische Beratung und ihre entsprechende Vergütung ist in der Regel schlicht nicht vorgesehen und wird eher „nebenbei" betrieben. Pflegende besitzen aber insbesondere im Bereich der medizinisch-pflegerischen Beratungsdimension besondere Kompetenzen und Know-how. Sie verfügen über ein breites Spektrum an Erfahrungen im Umgang mit zu Pflegenden und (pflegenden) Angehörigen. Und: Pflegende haben durch ihren Umgang mit kranken Menschen soziale Kompetenzen und Erfahrungen erworben.

Allerdings zeigen die oben aufgeführten, notwendigen Berater-Kompetenzen, dass Pflegende nicht durch die Krankenpflegeausbildung alleine befähigt sein können, eine komplexe Beratungstätigkeit auszuüben. Es bedarf einer intensiven Ausbildung und eines Lernprozesses, um die notwendige Fülle an Kompetenzen zu erwerben (Abt-Zegelin 2003). Eine Pflegeberatung mit den genannten, hohen Ansprüchen ist am besten durch eine akademische Ausbildung z.B. im Rahmen eines Bachelor-Studiengangs umsetzbar. Einzelne Universitäten bieten Pflegeberatung als Weiterbildungsstudium bereits an[11] und zeigen sich damit als Vorreiter einer notwendigen Entwicklung, neben Pflegewissenschaft, -management und -pädagogik auch „patientennahe Studiengänge" anzubieten (Görres 2008).

Die herausgearbeiteten Beratungsdimensionen zeigen eine hohe Vielfalt an Aufgaben und notwendiger Sachkompetenz. Das Plädoyer des 5. Altenpflegeberichtes (Bundesministerium für Familie, Senioren, Frauen und Jugend

---

[11] Ein entsprechendes Konzept ist z.B. an der österreichischen Donau-Universität Krems zu finden unter der Internetseite http://www.donau-uni.ac.at/de/studium/pflegeberatung/index.php

2005) für eine multiprofessionelle Lösung der Pflegeberatungs-Aufgabe ist deswegen sinnvoll, da es kaum machbar erscheint, dass jeder Pflegeberater in allen Fragen Experte ist. Durch die Integration von multiprofessionellen Teams bzw. von Experten mit verschiedenen fachlichen Schwerpunkten lassen sich somit verschiedene Mitarbeiter mit unterschiedlichen, notwendigen Kern-Kompetenzen einsetzen, die zudem durch ihre heterogenen Perspektiven ein zu einseitiges Beraten und das Einschleichen von „Scheuklappen" in das Beratungshandeln vermeiden helfen.

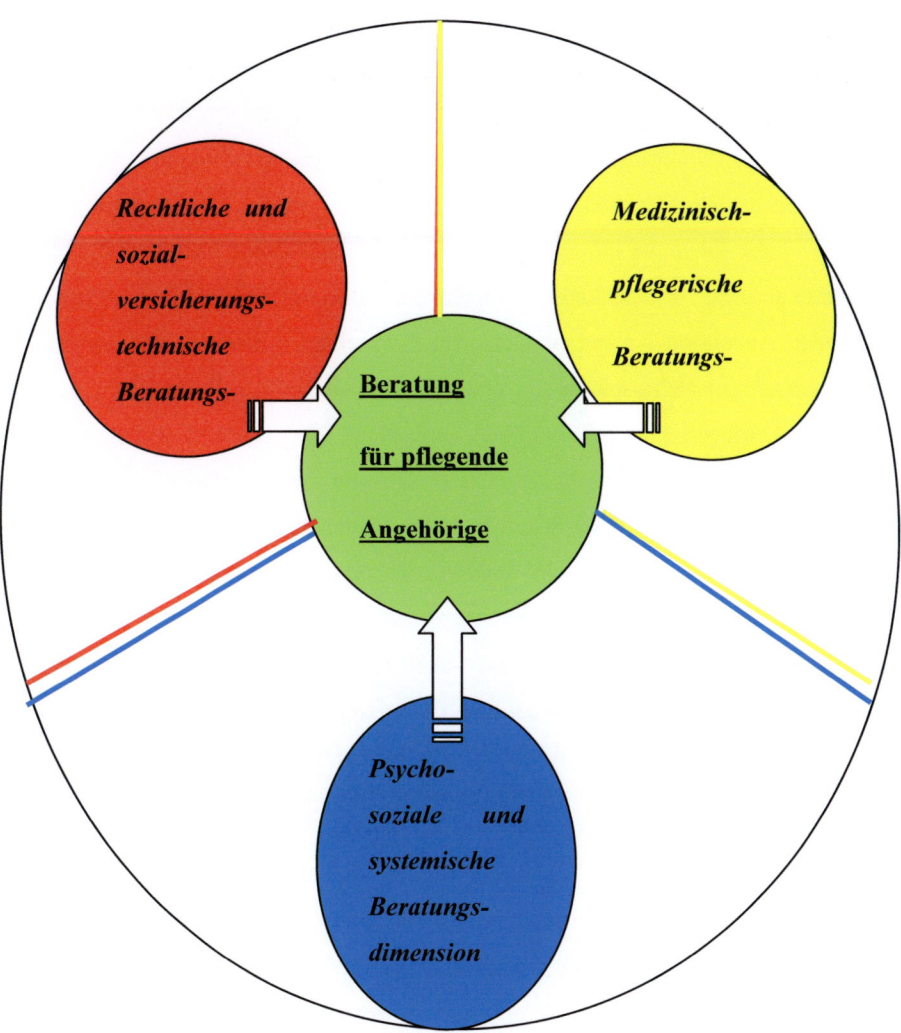

Abbildung 2: Dimensionen zur Beratung von pflegenden Angehörigen

6. Die Beratung von pflegenden Angehörigen im Kontext von § 7a SGB XI

Im Rahmen der vorliegenden Arbeit wurde eine Analyse zur Situation pflegender Angehöriger im häuslichen Pflegearrangement vorgenommen, die Aufgaben sowie das Belastungserleben der informell Pflegenden herausgearbeitet und die möglichen Auswirkungen der Pflegetätigkeit aufgezeigt. Aus der dargestellten Situation pflegender Angehöriger ergaben sich drei Beratungsdimensionen (medizinisch-pflegerische, psycho-soziale und systemische, Rechtliche und sozialversicherungstechnische Beratungsdimension). In einem zweiten Schritt wurden wichtige Aspekte und theoretische Ansätze für die Beratung von pflegenden Angehörigen diskutiert und erarbeitet. In einem dritten Schritt wurde auf der Basis der ersten beiden Teilschritte ein Konzept für eine bestmögliche Beratung der informell Pflegenden im häuslichen Setting vorgestellt. Damit bleibt zu klären, inwieweit das aus pflegewissenschaftlicher Perspektive erarbeitete Beratungskonzept (vgl. Kapitel 5) auf dem Boden von § 7a umsetzbar erscheint und inwiefern sich der konzeptuelle Ansatz mit dem Gesetzestext decken lässt. Auch die Frage nach den zu folgernden Handlungsempfehlungen ist gegebenenfalls zu beantworten.

° **Beratungszugang:** Wie die Analyse zu den Beratungsbedürfnissen pflegender Angehöriger deutlich machte, ist ein niederschwelliger Zugang für alle Interessenten sinnvoll. Die vom Gesetzgeber vorgesehene bürokratische Hürde, Beratung nur für Klienten, die Leistungen nach SGB XI erhalten, anzubieten, entspricht nicht den Bedürfnissen der Betroffenen und verspielt die Möglichkeit, den häuslichen Hilfe- und Pflegebedarf frühzeitig zu analysieren, zunehmende Pflegebedürftigkeit zu vermeiden und das Belastungserleben der informell Pflegenden zu vermindern. Damit werden somit sowohl bei den Pflegebedürftigen als auch den informell Pflegenden einige Möglichkeiten zur Umsetzung der in § 7a vorgesehenen Prinzipien der Prävention und der Gesunderhaltung nicht hinreichend genutzt. Positiv ist jedoch zu werten, dass der Gesetzgeber ausdrücklich und auf Wunsch die Beratung auch in der häuslichen Umgebung der Klienten vorsieht. Eine Öffnung der Beratung für alle Interessenten und der implizite und explizite Auftrag bei gleichzeitiger Freiwilligkeit des Beratungsangebots sollte somit zukünftig im Gesetz angestrebt werden.

° **Neutralität und Unabhängigkeit:** Wie in Kapitel 2 bereits dargestellt, sieht der Gesetzgeber eine neutrale und unabhängige Beratung vor, ohne die Begriffe konkret zu definieren. Die Stellungnahme des Bundesministeriums für Gesundheit (vgl. Kapitel 2.1.2) bleibt in Bezug auf Neutralität unscharf durch die Formulierung, dass Beratung nicht einseitig interessengebunden sein darf. Exakter formuliert müsste es heißen, dass Beratung nur einseitig im Sinne der Interessensvertretung des Ratsuchenden sein darf. Unabhängigkeit wird vom Bundesministerium v.a. als Unabhängigkeit von Leistungsanbietern interpretiert. Eine weltanschauliche und inhaltliche Selbstständigkeit auch und insbesondere vom Kostenträger ist jedoch ebenso notwendig und durch die §§ 7a und 92c SGB XI nicht gegeben, zumal die Pflegekassen für die Regelung zur Anzahl und Qualifikation der PflegeberaterInnen vorgesehen sind. Auch eine pflegewissenschaftliche oder anderweitige, wissenschaftliche Beteiligung bei der Erarbeitung eines Curriculums zur Ausbildung von Beratern ist nicht vorgesehen. Damit bleibt zu befürchten, dass Pflegeberatung nicht bedürfnisorientiert gestaltet wird, sondern einem ökonomischen Paradigma verhaftet bleibt. Somit ist im Gesetzestext eine Klarstellung der Begriffe Unabhängigkeit und Neutralität und die Selbständigkeit der Beratungsinstitutionen auch in Bezug auf die Kostenträger anzustreben. Es muss gesetzlich geregelt werden, dass die Unabhängigkeit und Neutralität der Berater im Sinne von § 7a nicht durch von den Pflegekassen gleichzeitig vorgesehene Beratungseinsätze nach § 37, Abs.3 SGB XI, gefährdet wird (vgl. Spitzenverband Bund der Pflegekassen 2008, S. 6). Hier steht die anzustrebende Advocacy-Rolle der Berater im Konflikt mit einer von den Pflegekassen vorgesehenen Funktion als Kontrolleur.

° **Ausbildungsinhalte für die Pflegeberatung:** Wie bereits dargelegt, wird die Qualifizierung von Pflegeberatern laut § 7a den Pflegekassen überlassen. Die bereits vorliegenden Empfehlungen der Pflegekassen (Spitzenverband Bund der Pflegekassen 2008) zur Ausbildung der Berater sieht vor allem eine Schulung in Case Management und Ausbildungsinhalte im Sinne der in Kapitel 3 erarbeiteten medizinisch- pflegerischen und Rechtlich- sozialversicherungstechnischen Beratungsdimensionen vor, während notwendige Aspekte im Bereich der psycho-sozialen Beratung unberücksichtigt bleiben. Damit wird die Pflegeberatung den Bedürfnissen der Betroffen nicht gerecht und lässt lebensweltliche und autonomiefördernde Aspekte außer acht. Ein Konzept mit akademischer Ausrichtung bietet die Möglichkeit, eine wissenschaftliche Fundierung und eine an den Klienten orientierte Beratungs-Ausbildung sowie die Unabhängigkeit von den Kostenträgern sicherzustellen.

° **Case Management:** § 7a und § 92c SGB XI sowie die Qualifikationskonzeption der Pflegekassen (Spitzenverband Bund der Pflegekassen 2008) legen nahe, dass Beratung v.a. im Sinne eines Case Managements betrachtet wird. Inwieweit eine bedürfnisorientierte Beratungstätigkeit sinnvoll mit Case Management verbunden werden kann und inwieweit beide Tätigkeiten auch einer Abgrenzung bedürfen, muss an anderer Stelle aufgearbeitet werden. Auch die Abgrenzung zwischen der Bedarfseinschätzung des MDK und der Case Manager ist im Gesetz nicht hinreichend geklärt. Der Gesetzgeber vermeidet zudem eine klare Definition von Case Management, und auch die Rahmenempfehlungen der Pflegekassen (2008) machen keine deutliche Aussage über die vorgesehene CM-Konzeption. Aus pflegewissenschaftlicher Perspektive ist jedoch eine Verbindung mit Pflegeberatung im Sinne der hier vorgestellten Konzeption (vgl. Kapitel 5) nur möglich, wenn der Case Manager eine Advocacy-Rolle einnimmt. Ein rein an ökonomischen Interessen orientiertes Case Management ist abzulehnen.

°**Fazit:** Der § 7a stellt zweifellos einen wichtigen Schritt zur Unterstützung von pflegenden Angehörigen im häuslichen Pflegesetting dar. Das flächendeckende Beratungsangebot ist eine Chance, um die häusliche Versorgung ausreichend sicherzustellen, die Transparenz der Leistungsangebote des Sozialgesetzbuches zu erhöhen und eine bedarfsgerechte Versorgung zu erreichen. Die Vermittlung von entlastenden Angeboten führt zu einer Verminderung des Belastungserlebens von pflegenden Angehörigen.

Zu kritisieren ist jedoch die Unterordnung der Beratungskonzeption unter das Diktat der Leistungsträger mit der Gefahr einer entstehenden Monopolstellung der Pflegekassen. Daraus resultierend ist zu befürchten, dass die notwendige Orientierung an der Lebenswelt der Betroffenen an ökonomischen Erwägungen und nicht ausreichenden Beratungs- und Ausbildungskonzepten scheitert. Somit ist anzustreben, dass die gesetzliche Konzeption unter pflegewissenschaftlicher Beteiligung weiterentwickelt und bedürfnisorientierter gestaltet wird.

7. Zusammenfassung und Ausblick

Ziel dieser Diplomarbeit war es, die Situation pflegender Angehöriger im häuslichen Setting zu beleuchten sowie notwendige Aspekte und konzeptuelle Ansätze für eine bestmögliche Beratung von informell Pflegenden zu erarbeiten. Auf der Basis der vorgelegten Beratungskonzeption wurden Schlussfolgerungen zu den notwendigen Kompetenzen und Qualifikationsanforderungen von Pflegeberatern gezogen und die Frage diskutiert, inwieweit sich das dargelegte und aus pflegewissenschaftlicher Sicht erarbeitete Konzept einer „best-practice"-Beratung von pflegenden Angehörigen mit den gesetzlichen Vorgaben in § 7a sowie den ergänzenden Gesetzesabschnitten (u.a. § 92c) deckt. Dabei konnte gezeigt werden, dass zukünftige Entwicklungen der Sozialgesetzgebung verstärkt die Lebensweltorientierung, Autonomieförderung und frühzeitige Belastungsminderung von pflegenden Angehörigen mit einbeziehen müssen. Auch die eindeutige Wahrung und Gestaltung einer unabhängigen und neutralen Beratung im Sinne der hier aufgezeigten Beratungskonzeption (vgl. Kapitel 5) sollte vom Gesetzgeber ermöglicht werden.

Abschließend betrachtet zeigt sich, dass Beratung ein wichtiges und notwendiges Instrument zur Unterstützung von pflegenden Angehörigen darstellt. Um die Wirksamkeit von Beratung zu erhöhen und die Ausrichtung an den Bedarfen und Bedürfnissen der Ratsuchenden sicherzustellen, bedarf es entsprechender Forschungsarbeiten, um verschiedene Beratungskonzepte und ihren Nutzen im Alltag darzulegen. Wie die Metaanalyse von Kurz et al. (2004) beispielhaft zeigt, sind noch zu wenige empirische Ergebnisse hierzu verfügbar, und die hauptsächlich internationalen Studienergebnisse nicht immer direkt auf das deutsche Gesundheitssystem übertragbar. Es bedarf also zusätzlicher Daten, um den Nutzen

166

der empfohlenen v.a. systemischen und integrativen Beratungsansätze zu belegen. Damit könnte es dann möglich werden, z.B. mit Hilfe des in Kapitel 4 vorgestellten „Ethisch-Sequentiellen Vorgehens" je nach Schwerpunkt der Beratungssituation systematisch den effektivsten Beratungsansatz zu wählen, um den zu Beratenden zielgerichtete Hilfestellung anbieten zu können.

Die wissenschaftliche Begleitung von Pflegeberatung und die systematische Auswertung der Beratungsinhalte kann zudem dazu beitragen, die Versorgungslandschaft bedürfnisgerecht zu gestalten und somit als Motor für neue oder modifizierte Pflege- und Entlastungsangebote entsprechend der Nachfrage zu dienen (vgl. auch Ritschel et al. 2008). Dies ist auch insofern für den Erfolg der Beratungsangebote wichtig, weil diese letztlich von den Versorgungsangeboten abhängig sind. Was nutzen beispielsweise entlastende Beratungsofferten, wenn keine ausreichenden Angebote für Tages- und Nachtpflege etc. zur Verfügung stehen (vgl. Schneekloth und Wahl 2005, S. 18)?

Deutlich wurde auch, dass pflegende Angehörige sehr stark unter einer geringen gesellschaftlichen Wertschätzung und Anerkennung und unter z.T. starker sozialer Isolation leiden. Durch Öffentlichkeitsarbeit sollten deswegen Beratungsstellen ihre Stellung nutzen, um die gesellschaftliche Wahrnehmung zu verändern und z.B. auch durch Zusammenarbeit mit lokalen Arbeitgebern die Vereinbarkeit von Pflege und Erwerbstätigkeit zu verbessern.

Pflegeberatung ist, wie zahllose Publikationen zeigen, eine große Chance, um die Professionalisierung von Pflege voranzutreiben und die gesellschaftliche Anerkennung der Arbeit von Pflegenden zu erhöhen. Es bietet zudem langjährig erfahrenen und engagierten Pflegenden die Chance, ihre vielfältigen Erfahrungen und Kompetenzen einzubringen und ermöglicht gleichzeitig eine Perspektive zur

167

persönlichen, beruflichen Weiterentwicklung. Die sich ergebende Chance zur Professionalisierung muss jedoch konsequent von Pflegenden ergriffen werden. Wissenschaftliche Publikationen reichen hierzu nicht aus. Wie die Erfahrung lehrt, bedarf es auch der Etablierung einer starken, pflegerischen Vertretung auf nationaler und politischer Ebene, um sich gegen Interessensvertretungen anderer Berufsgruppen behaupten zu können und um der eigenen Position ausreichend Gehör zu verschaffen. Notwendig ist eine starke pflegerische Lobby auch, um die Versorgungsgestaltung in SGB XI weiter voranzutreiben. Die ausstehende Neugestaltung des Pflegebedürftigkeitsbegriffes ist dafür ein zentrales Beispiel.

8. Literatur

Antonovsky, Aaron (1997): Salutogenese. Zur Entmystifizierung der Gesundheit. Tübingen: DGVT

Badura, Bernhard (2001): Thesen zur Bürgerorientierung im Gesundheitswesen. In: Reibnitz von, Christine / Schnabel, Peter-Ernst / Hurrelmann, Klaus (Hg.): Der mündige Patient. Konzepte zur Patientenberatung und Konsumentensouveränität im Gesundheitswesen.Weinheim: Juventa, S. 61-70

BAG SH (2008): Satzung der Bundesarbeitsgemeinschaft Selbsthilfe von Menschen mit Behinderung und chronischer Erkrankung und ihren Angehörigen e.V. (BAG SELBSTHILFE). http://www.bag-selbsthilfe.de/62/satzung/ am 10.12.2008

BAGP (2008): Beratungsstandards. http://www.gesundheits.de/bagp/ am 9.12.2008

Bamberger, Günther G. (2004): Beratung unter lösungsorientierter Perspektive. In: Nestmann, Frank / Engel, Frank / Sickendiek, Ursel (Hg.): Das Handbuch der Beratung. Band 2: Ansätze, Methoden und Felder. Tübingen: dgvt, S. 737-748

Bartholomeyczik, Sabine et al. (2006): Rahmenempfehlungen zum Umgang mit herausforderndem Verhalten bei Menschen mit Demenz in der stationären Altenhilfe. http://www.bmg.bund.de/cln_117/nn_ 1168258/sid_A6CB082700C 1F9DB71FC35151E15785B/nsc_true/Shared Docs/Downloads/DE/Neu/Demenz__ Leuchturmprojekt-Rahmenempfehlungen-zum- Umgang.html?__nnn=true am 17.11.2008

Behrens, J. / Zimmermann, M. (2006): Das Bedürfnis nach Selbstbestimmung bei Pflegebedürftigkeit. Konzept und Forschungsperspektiven. In: Zeitschrift für Gerontologie und Geriatrie. 39. Jg., 165-172

Behrens, Johann (2002): Inklusion durch Anerkennung. In: Österreichische Zeitschrift für Soziologie. Heft 4, 23-41

Bertelsmann Wörterbuch der deutschen Sprache (2004): Gütersloh u.a.: Wissen Media.

169

Betriebskrankenkasse
Bundesverband (2007): Gesundheit in Zeiten der Globalisierung-
Gesundheitsreport 2007.
www.bkk.de/bkk/psfile/downloaddatei/
45/BKK_Gesund474c1228ea649.pdf am 06.11.2008

Bremer Senator für Arbeit, Frauen,
 Gesundheit
und Soziales (2001): Frauengesundheitsbericht Bremen 2001.
http://www2.bremen.de/info/frauengesundheitsbericht/
am 21.10.2008

Brunner,
Ewald Johannes (2004): Systemische Beratung. In: Nestmann, Frank / Engel,
Frank / Sickendiek, Ursel (Hg.): Das Handbuch der
Beratung. Band 2: Ansätze, Methoden und Felder.
Tübingen: dgvt, S. 655-662

Brunner, Ewald Johannes /
Schönig, Wolfgang (1990): Umrisse einer Beratungstheorie. In: Brunner, Ewald
Johannes / Schönig, Wolfgang (Hg.): Theorie und Praxis
von Beratung. Pädagogische und psychologische
Konzepte. Freiburg im Breisgau: Lambertus, S.152-158

Buijssen, Huub (1996): Die Beratung von pflegenden Angehörigen. Weinheim:
Psychologie Verlags Union

Bundesministerium für Familie,
Senioren,
Frauen und Jugend (2005): Runder Tisch Pflege.
http://www.bmfsfj.de/Politikbereiche/aeltere-
menschen,did=16378.html am 22.10.2008

Bundesministerium für Familie,
Senioren,
Frauen und Jugend (2005): Fünfter Bericht zur Lage der älteren Generation in der
Bundesrepublik Deutschland.
http://www.bmfsfj.de/Politikbereiche/aeltere-
menschen,did=12356.html am 31.10.2008

Bundesministerium für
Gesundheit
und Soziales (2008a): Pflegereform 2008 im Überblick.
http://www.bmg.bund.de/nn_1192838/DE/
Pflege/pflege__node.html?__nnn=true am 29.09.2008

Bundesministerium für Gesundheit und Soziales (2008b): Fallmanagement. http://www.bmg.bund.de/ cln_110/nn_1168248/SharedDocs/ Standardartikel/DE/AZ/F/ Glossarbegriff- Fallmanagement.html am 30.09.2008

Bundesministerium für Gesundheit und Soziales (2008c): Pflegeberatung. http://www.bmg.bund.de/cln_ 110/nn_1168248/SharedDocs/Standardartikel/DE/AZ/P/ Glossarbegriff-Pflegeberatung.html am 08.10.2008

Corbin, Juliet M. (1994): Chronicity and the Trajectory Framework. Veröffentlichungsreihe der Forschungsgruppe Gesundheitsrisiken und Präventionspolitik am Wissenschaftszentrum Berlin für Sozialforschung.

Corbin, Juliet M. / Strauss, Anselm (1998): Ein Pflegemodell zur Bewältigung chronischer Krankheiten. In: Woog, Pierre (Hg.): Chronisch Kranke pflegen. Das Corbin- und Strauss- Pflegemodell. Wiesbaden: Ullstein Medical, S. 1-30

Darmann-Finck, Ingrid / Sahm, Martina (2006): Biografieorientierte Diagnostik in der Pflegeberatung. In: Pflege. 19. Jg., 287-293

Detmer et al. (2003): The Informed Patient: Study report. www.jbs.cam.ac.uk/research/centres/ cuh/tip/pdf/crstudy.pdf am 01.12.2008

Deutscher Bundestag (2008): Stellungnahmen zur öffentlichen Anhörung zum Entwurf eines Gesetzes zur strukturellen Weiterentwicklung der Pflegeversicherung (Pflege- Weiterentwicklungsgesetz) und weiteren Anträgen. http://www.bundestag.de/ausschuesse/a14/ anhoerungen/071_072_074_075/ stellungn_SV/index.html am 30.09.2008

Dewe, Bernd / Scherr, Albert (1990): Beratung und Beratungskommunikation. In: Neue Praxis. 20.Jg, Nr. 6, 488-500

171

Dierks, Marie-Luise /
Seidel, Gabriele (2007): Empowerment in der unabhängigen Patienten- und Verbraucherberatung- die Einschätzung der Ratsuchenden. In: Matzick, Sigrid (Hg.):Zukunftsaufgabe Gesundheitsberatung. Strategien für Gesundheitsberufe. Perspektiven für Patienten und Verbraucher. Lage: Jacobs

Dierks,
Marie-Luise et al. (2001): Patientensouveränität. Der autonome Patient im Mittelpunkt. http://elib.uni-stuttgart.de/opus/volltexte/2004/1882/pdf/AB195.pdf am 04.12.2008

Engel, Roswitha (2006): Gesundheitsberatung in der Pflege. Wien: Facultas

Enquetekommission
Landtag NRW (2005): Zukunft einer frauengerechten Gesundheitsversorgung in NRW. Belastungen und Ressourcen von Müttern. www.landtag.nrw.de/portal/WWW/GB_I/I. 1/EK/EKALT/13_EK2/Enquetebericht Seiten249bis327.pdf am 18.10.2008

Ewers, Michael (2000a): Case Management im Schatten von Managed Care: Sozial- und gesundheitspolitische Grundlagen. In: Schaeffer, Doris (Hg.): Case Management in Theorie und Praxis. 1. Aufl. Bern u.a.: Hans Huber

Ewers, Michael (2000b): Das anglo-amerikanische Case Management: Konzeptionelle und methodische Grundlagen. In: Schaeffer, Doris (Hg.): Case Management in Theorie und Praxis. 1. Aufl. Bern u.a.: Hans Huber

Ewers, Michael /
Schaeffer, Doris (2000): Einleitung: Case Management als Innovation im deutschen Sozial- und Gesundheitswesen. In: Schaeffer, Doris (Hg.): Case Management in Theorie und Praxis. 1. Aufl. Bern u.a.: Hans Huber

Exner, Alexander (2006): Wenn die Haltung der Ethik gegenübersteht. In: Heintel, Peter / Krainer, Larissa / Ukowitz, Martina (Hg.): Beratung und Ethik. Praxis, Modelle, Dimensionen. Berlin: Ulrich Leutner, S. 53-70

172

Franzkowiak, Peter (2003): Belastung und Bewältigung / Stress-Bewältigungs-Perspektive. In: Bundeszentrale für gesundheitliche Aufklärung (Hg.): Leitbegriffe der Gesundheitsförderung. 4. Aufl. Schwabenheim a.d. Selz: Fachverlag Peter Sabo

Freter, Hans-Jürgen (1997): Demenzkranke am Rande der neuen Pflegekultur. In: Braun, Ute / Schmidt, Roland (Hg.)(1997): Entwicklung einer lebensweltlichen Pflegekultur. Regensburg: Transfer Verlag, S. 65-74

Friesacher, Heiner (2008): Theorie und Praxis pflegerischen Handelns. Begründung und Entwurf einer kritischen Theorie der Pflegewissenschaft. Göttingen: V&R unipress

Frommann, Anne (1990): Was ist Beratung? In: Brunner, Ewald Johannes / Schönig, Wolfgang (Hg.): Theorie und Praxis von Beratung. Freiburg im Breisgau: Lambertus

Gittler-Hebestreit, Norbert (2006): Pflegeberatung im Entlassungsmanagement. Hannover: Schlütersche

González-Salvador, MT et al. (1999): The stress and psychological morbidity of the Alzheimer patient caregiver. http://www.ncbi.nlm.nih.gov/pubmed/10479740?ordinalpos=&itool=EntrezSystem2.PEntrez.Pubmed.Pubmed_ResultsPanel.SmartSearch&log$=citationsensor am 07.11.2008

Görres, Stefan (2008): Statement zum Gesetzentwurf der Bundesregierung. Deutscher Bundestag, 16. Wahlperiode. Drucksache 16/7439

Gräßel, E. (1998a): Häusliche Pflege dementiell und nicht dementiell Erkrankter - Teil I. In: Zeitschrift für Gerontologie und Geriatrie. 31. Jg., 52-56

Gräßel, E. (1998b): Häusliche Pflege dementiell und nicht dementiell Erkrankter - Teil II. In: Zeitschrift für Gerontologie und Geriatrie. 31. Jg., 57-62

Grond, Erich (2004): Wenn Eltern wieder zu Kindern werden. In: Tackenberg, Peter / Abt-Zegelin, Angelika (Hg.): Demenz und Pflege. Eine interdisziplinäre Betrachtung. 4. Aufl. Frankfurt am Main: Mabuse

Gröning, Katharina (2006): Pädagogische Beratung. Konzepte und Positionen. 1. Aufl. Wiesbaden: Verlag für Sozialwissenschaften.

Gröning, Katharina (2007): Die Beratung von pflegenden Angehörigen. In: Dr.med.Mabuse. Nr. 167, S. 39-41

Gutzmann, Hans /
Zank, Susanne (2005): Demenzielle Erkrankungen. Medizinische und psychosoziale Interventionen.1. Aufl. Stuttgart: Kohlhammer.

Hedtke-Becker, Astrid (1990): Die Pflegenden pflegen-Eine Arbeitshilfe für Gesprächsgruppen. Freiburg im Breisgau: Lambertus

Heinemann-Knoch, Marianne /
Knoch, Tina /
Korte, Elke (2005): Hilfe- und Pflegearrangements älterer Menschen in Privathaushalten. In: Schneekloth und Wahl: Möglichkeiten und Grenzen selbständiger Lebensführung in privaten Haushalten (MuG III). http://www.bmfsfj.de/Publikationen/mug/ am 31.10.2008

Hirono, N. et al. (2002): Predictors of long-term institutionalization in patients with Alhzeimer`s disease: role of caregiver burden http://www.ncbi.nlm.nih.gov pubmed/12428367?ordinalpos =3&itool= EntrezSystem2.PEntrez. Pubmed.Pubmed_ResultsPanel.Pubmed_ DefaultReportPanel.Pubmed _RVDocSu m am 07.11.2008

Höhmann, Ulrike (2002): Versorgungskontinuität durch "Kooperative Qualitätsentwicklung" und abgestimmtes Trajektmanagement. In: Behrens, Johann (Hg.): Hallesche Beiträge zur Gesundheits- und Pflegewissenschaft. www.medizin.uni-halle.de/journal/ am 11.11.2008

Hölling, Günter (2008): Unabhängige Patientenberatung in der Bundesarbeitsgemeinschaft der PatientInnenstellen (BAGP). In: Schaeffer, Doris / Schmidt-Kaehler(Hg.): Lehrbuch Patientenberatung. Bern u.a.: Hans Huber, S. 247-255

Hüper, Christa /
Hellige, Barbara (2007): Professionelle Pflegeberatung und Gesundheitsförderung für chronisch Kranke. Frankfurt a.M.: Mabuse

Koch-Straube, Ursula (2001): Beratung in der Pflege. Bern u.a.: Hans Huber

Kollak, Ingrid (1999): Selbstsorge. In: Kollak, Ingrid / Kim, Hesook Suzie: Pflegetheoretische Grundbegriffe. Bern u.a.: Hans Huber

Krämer, Michael (2005): Gesprächsführung in der Beratung. In: Krämer, Michael (Hg.): Professionelle Beratung zur Alltagsbewältigung. Ein Lehrbuch. Göttingen: Vandenhoeck & Ruprecht

Kuratorium Deutsche Altershilfe (KDA) (2001): KDA-Qualitätshandbuch Leben mit Demenz. http://www.kda.de/german/showarticles.php?id_art=80 am 16.11.2008

Lamura, G. et al. (2006): Erfahrungen von pflegenden Angehörigen älterer Menschen in Europa bei der Inanspruchnahme von Unterstützungsleistungen. Ausgewählte Ergebnisse des Projektes Eurofamcare. In: Zeitschrift für Gerontologie und Geriatrie. Nr. 39, 429-442

Leipold, B. / Schacke, C. / Zank, S. (2006): Prädiktoren von Persönlichkeitswachstum bei pflegenden Angehörigen demenziell Erkrankter. In: Zeitschrift für Gerontologie und Geriatrie. 39. Jg., 227-232

Longerich, Heidi / Wohlfender, Doris (2000): Case Management. Umrisse eines neuen Berufsfeldes im Gesundheitswesen. In: PrInternet. Nr. 10, S. 219-230

Lummer, Petra (2006): Zugangsmöglichkeiten und Zugangsbarrieren zur Patientenberatung und Nutzerinformation. www.uni-bielefeld.de/gesundhw/ag6/downloads/ipw-131.pdf am 08.12.2008

Matzick, Sigrid (2007): Zukunftsaufgabe Pflegeberatung: Strategien für Gesundheitsberufe, Perspektiven für Patienten und Verbraucher. Lage: Jacobs

McLeod, John (2004): Counselling- eine Einführung in Beratung. Tübingen: dgvt

Metz, Annette (1988): Beraterideal und Wirklichkeit. Frankfurt am Main: Peter Lang

Metzing, Sabine / Schnepp, Wilfried (2007): Kinder und Jugendliche als pflegende Angehörige: Wer sie sind und was sie leisten. Eine internationale Literaturstudie (1990-2006). In: Pflege. 20. Jg., 323-330

175

Meyer, Martha (2006): Pflegende Angehörige in Deutschland. Hamburg: LIT Verlag

Michell-Auli et al. (2008): Werkstatt Pflegestützpunkte. http://www.werkstatt-pflegestuetzpunkte.de/ am 14.11.2008

Nestmann, Frank (1997): Beratung als Ressourcenförderung. In: Nestmann, Frank (Hg.): Beratung - Bausteine für eine interdisziplinäre Wissenschaft und Praxis. Tübingen: dgvt, S. 15-38

Nestmann, Frank / Engel, Frank / Sickendiek, Ursel (2004): Statt einer "Einführung": Offene Fragen "guter Beratung". In: Nestmann, Frank / Engel, Frank / Sickendiek, Ursel (Hg.): Das Handbuch der Beratung. Band 2: Ansätze, Methoden und Felder. Tübingen: dgvt, S. 599-607

Norwood, Susan L. (2002): Pflege-Consulting. Handbuch zur Organisations- und Gruppenberatung in der Pflege. 1. Aufl. Bern u.a.: Hans Huber

Pinquart, Martin / Sörensen, Silvia (2003): Associations of Stressors and Uplifts of Caregiving With Caregiver Burden and Depressive Mood: A Meta-Analysis. In: Journal of Gerontology. Nr. 2, Jg. 58B, 112-128

Raven, Uwe / Huismann, Adrienne (2000): Zur Situation ausländischer Demenzkranker und deren Pflege durch Familienangehörige in der Bundesrepublik Deutschland. In: Pflege. 13. Jg., 187-196

Rechtien, Wolfgang / Irsch, Jessica (2006): Lexikon Beratung. München, Wien: Profil

Reibnitz von, Christine / Schnabel, Peter-Ernst / Hurrelmann, Klaus (Hg.)(2001): Der mündige Patient. Konzepte zur Patientenberatung und Konsumentensouveränität im Gesundheitswesen. Weinheim: Juventa

Remmers, Hartmut (2006): Zur Bedeutung biografischer Ansätze in der Pflegewissenschaft. In: Zeitschrift für Gerontologie und Geriatrie. 39. Jg, S. 193-191

Richter, Dirk (1998): Ganzheitliche Pflege- Trauen die Pflegenden sich zu viel zu? In: Pflege. 11. Jg., 255-262

176

Ritschel, Ch. et al. (2008): "Sie beraten doch neutral?" Erfahrungen des Thüringer Pilot-Pflegestützpunktes. In: Die Schwester Der Pfleger. 47. Jg., 09/08, S. 829-832

Rohner, Robert / Terhorst, Barbara (1988): Zusammenarbeit zwischen Angehörigen und Pflegenden im stationären Bereich- Möglichkeiten und Hindernisse. In: Zeman, Peter (Hg.): Hilfebedürftigkeit und Autonomie- Zur Flankierung von Altersproblemen durch kooperationsorientierte Hilfen. Berlin: Deutsches Zentrum für Altersfragen e.V.(DZA)

Sanders, Rudolf (2004): Die Beziehung zwischen Ratsuchendem und Berater. In: Nestmann, Frank / Engel, Frank / Sickendiek, Ursel (Hg.): Das Handbuch der Beratung - Band 2: Ansätze, Methoden und Felder. Tübingen: dgvt

Schaeffer, Doris (2001): Patientenorientierung und -beteiligung in der pflegerischen Versorgung. In: Reibnitz von, Christine / Schnabel, Peter-Ernst / Hurrelmann, Klaus (Hg.): Der mündige Patient. Konzepte zur Patientenberatung und Konsumentensouveränität im Gesundheitswesen. Weinheim: Juventa, S. 49-59

Schaeffer, Doris (2004): Optimierung der Bewältigung chronischer Krankheit. In: Journal of Public Health. 12. Jg., 382-383

Schaeffer, Doris (2006): Bewältigung chronischer Erkrankung. Konsequenzen für die Versorgungsgestaltung und die Pflege. In: Zeitschrift für Gerontologie und Geriatrie. 39. Jg., 192-201

Schaeffer, Doris / Schmidt-Kaehler, Sebastian (2008): Lehrbuch Patientenberatung. 1. Nachdr. Bern u.a.: Hans Huber

Schäufele, Martina / Köhler, Leonore / Teufel, Sandra / Weyerer, Siegfried (2005): Betreuung von demenziell erkrankten Menschen in Privathaushalten. Potenziale und Grenzen. In Schneekloth, Ulrich / Wahl, Hans-Werner (Hg.): Möglichkeiten und Grenzen selbständiger Lebensführung in privaten Haushalten (MuG III). http://www.bmfsfj.de/Publikationen/mug/ am 31.10.2008

Schell, Werner (2000): Patientenberatung: Fischer fordert "System gegenseitiger Kontrolle". http://www.patientenunterstuetzung.de/ patientenunterstuetzung/kontrolle.htm am 10.12.2008

Schmidt, L. / Dlugosch, G. (1997): Psychologische Grundlagen der Patientenberatung und Patientenschulung. In: Petermann, F.: Patientenschulung und Patientenberatung. Ein Lehrbuch. Göttingen u.a.: Hogrefe, S. 23-51

Schmidt-Kaehler, Sebastian (2005): Gesundheitsberatung im Internet. http://bieson.ub.uni-bielefeld.de/volltexte/2005/715/ am 14.11.2008

Schneekloth, Ulrich (2005): Entwicklungstrends beim Hilfe- und Pflegebedarf in Privathaushalten- Ergebnisse der Infratest-Repräsentativerhebung. In: Schneekloth und Wahl: Möglichkeiten und Grenzen selbständiger Lebensführung in privaten Haushalten (MuG III). http://www.bmfsfj.de/Publikationen/mug/ am 31.10.2008

Schneekloth, Ulrich / Wahl, Hans-Werner (Hg.)(2005): Möglichkeiten und Grenzen selbständiger Lebensführung in privaten Haushalten (MuG III). http://www.bmfsfj.de/Publikationen/mug/ am 31.10.2008

Schneekloth, Ulrich / Wahl, Hans-Werner (Hg.)(2008): Selbständigkeit und Hilfebedarf bei älteren Menschen in Privathaushalten. 2. Aufl. Stuttgart: Kohlhammer

Schopp, Anja et al. (2001): Autonomie, Privatheit und die Umsetzung des Prinzips der "informierten Zustimmung" im Zusammenhang mit pflegerischen Interventionen aus der Perspektive des älteren Menschen. In: Pflege. 14. Jg., 29-37

Schubert-Hadeler, Bettina (2002): Beratung pflegender Angehöriger - Ein neues Strukturmodell in der häuslichen Pflege. In: Anthes, Hannelore/Peters, Janet/Schubert-Hadeler (Hg.): Innovation (in) der Pflege. Frankfurt a.M.: Mabuse

Schulz, Christel (2004): Wege aus dem Labyrinth der Demenz. In: Schaeffer, Doris / Schmidt-Kaehler, Sebastian (Hg.): Demenz und Pflege. Frankfurt a.M.: Mabuse, S. 230-240

178

Schulz, R. / Beach, SR.
(1999): Caregiving as a risk factor for mortality: the Caregiver Health Effects Study. http://www.ncbi.nlm.nih.gov/sites/entrez am 06.11.2006

Seidel, Gabriele /
Dierks, Marie-Luise
(2005): Ergebnisse zur Evaluation der Modellprojekte der unabhängigen Patientenberatung und Nutzerinformation nach §65 SGB V. www.uni-bielefeld.de/IPW am 25.09.2008

Seidl, Elisabeth /
Labenbacher, Sigrid (Hg.)
(2007): Pflegende Angehörige im Mittelpunkt. Studien und Konzepte zur Unterstützung pflegender Angehöriger demenzkranker Menschen. Wien u.a.: Böhlau

Sickendiek, Ursel / Engel, Frank /
Nestmann, Frank (1999): Beratung. Eine Einführung in sozialpädagogische und psychosoziale Beratungsansätze. Weinheim, München: Juventa.

Spitzenverband
Bund der Pflegekassen
(2008): Empfehlungen des GKV Spitzenverbandes nach §7a Abs.3 Satz 3 SGB XI zu Anzahl und Qualifikation der Pflegeberaterinnen und Pflegeberater vom 29. August 2008. https://www.gkv-spitzenverband.de/upload/2008_-_08-29_Empfehlungen_§_7a_Abs_3_2351.pdf am 02.10.2008

Statistisches Bundesamt
(2005): Pflegestatistik 2005. Pflege im Rahmen der Pflegeversicherung. https://www-ec.destatis.de/csp/shop/sfg/bpm.html.cms.cBroker.cls?CSPCHD=00000001000041mt 6ls7000000Sy1rKRmCUk8T5tIBNUKGcQ-- &cmspath=struktur,vollanzeige.csp&ID=1019863 am 13.11.2008

SVR (Sachverständigenrat
für die konzertierte
Aktion im Gesundheitswesen
(2003): Finanzierung, Nutzerorientierung und Qualität. http://dip.bundestag.de/btd/15/005/1500530.pdf am 03.12.2008

179

Uhlmann, Bärbel et al. (2005): Versorgungskontinuität durch Pflegeüberleitung- die Perspektive von Patienten und Angehörigen. In: Pflege. 18. Jg., 105-111

Uzarewicz, Charlotte (1999): Transkulturalität. In: Kollak, Ingrid / Kim, Hesook Suzie (Hg.): Pflegetheoretische Grundbegriffe. Bern u.a.: Hans Huber

Verband der Angestellten-Krankenkassen (VdAK) (2007): Pflegetagebuch. http://www.vdak.de/vertragspartner/ Pflegeversicherung/Rahmenkonzept/index.htm am 17.11.2008

Vitaliano, PP / Zhang, J / Scanlan, JM.(2003): Is caregiving hazardous to one's physical health? A meta-analysis.http://www.ncbi.nlm.nih.gov/sites/entrez am 07.11.2008

Voges, Wolfgang (2002): Pflege alter Menschen als Beruf. Soziologie eines Tätigkeitsfeldes. 1. Aufl. Wiesbaden: Westdeutscher Verlag

Watzlawik, Paul (1969): Menschliche Kommunikation. Bern u.a.: Hans Huber

Wied, Susanne (1999): Interaktion. In: Kollak, Ingrid / Kim, Hesook Suzie (Hg.): Pflegetheoretische Grundbegriffe. Bern u.a.: Hans Huber

Wuest, Judith / Ericson, Penny King / Stern, Phyllis Noerager (1994): Becoming strangers: the changing family caregiving relationship in Alzheimer`s disease. In: Journal of Advanced Nursing. 20. Jg., 437-443

Zank, Susanne / Schacke, Claudia (2006): Projekt Längsschnittstudie zur Belastung pflegender Angehöriger von demenziell Erkrankten (LEANDER). http://www.uni-siegen.de/fb2/zank/forschung/leander.html?lang=de am 05.11.2008

Zank, Susanne / Schacke, Claudia / Leipold, Bernhard (2006): Berliner Inventar zur Angehörigenbelastung- Demenz (BIZA-D). In: Zeitschrift für Klinische Psychologie und Psychotherapien. 4, 35. Jg., 296-305

Zegelin-Abt, A. (2003): Patienten- und Familienedukation in der Pflege. In: Deutscher Verein für Pflegewissenschaft e.V. (Hg.): Das Originäre der Pflege entdecken. Tagungsband. Frankfurt a.M.: Mabuse, S. 103-115

Zegelin-Abt, A. (Hg.)(2007): Patienteninformationszentren als pflegerisches Handlungsfeld. Aufbau und Gestaltung. Hannover: Schlütersche

Zeman, Peter (Hg.)(1988): Hilfebedürftigkeit und Autonomie - Zur Flankierung von Altersproblemen durch kooperationsorientierte Hilfen. Berlin: Deutsches Zentrum für Altersfragen e.V.(DZA)

9. Abkürzungsverzeichnis

ABVP: Arbeitgeber und Berufverband privater Pfleger e.V.

AGF: Arbeitsgemeinschaft der deutschen Familienorganisationen

Az: Aktenzeichen

BAG FW: Bundesarbeitsgemeinschaft der Freien Wohlfahrtspflege

BAG SH: Bundesarbeitsgemeinschaft Selbsthilfe

BAG: Bundesarbeitsgemeinschaft

BAGSO: Bundesarbeitsgemeinschaft der Senioren Organisationen e.V.

BdB: Bundesverband der BerufsbetreuerInnen e.V.

BfB: Bundesverband der Freien Berufe

BIVA: Bundesinteressenvertretung der Bewohnerinnen und Bewohner von Altenwohn- und Pflegeeinrichtungen e.V.

BMFSFJ: Bundesministerium für Familie, Senioren, Frauen und Jugend

BMGS: Bundesministerium für Gesundheit und Soziales

bpa: private Anbieter sozialer Dienste

BR: Bundesrat

BT: Bundestag

Bvb:	Bundesverband
BVLH:	Bundesvereinigung Lebenshilfe für Menschen mit geistiger Behinderung e.V.
CG:	Caregiver, Pflegender
CM:	Case Management
CR:	Care Recipient (Empfänger von Pflege, Pflegebedürftiger)
DAlzG:	Deutsche Alzheimergesellschaft
DBfK:	Deutscher Berufsverband für Pflegeberufe
DBVA:	Deutscher Berufsverband für Altenpflege e.V.
DEVAP:	Evangelischer Verband für Altenarbeit und Pflege
DHPV:	Deutscher Hospiz- und Palliativverband
EKD:	Evangelische Kirche Deutschland
HPP:	Hauptpflegeperson in der häuslichen Pflege
KDA:	Kuratorium Deutsche Altershilfe
MuG III:	Möglichkeiten und Grenzen selbständiger Lebensführung
SGB:	Sozialgesetzbuch
VdAK:	Verband der Angestellten-Krankenkassen

Notizen

Herstellung und Verlag:
Books on Demand GmbH, Norderstedt
ISBN 978-3-8370-8770-3